《中医心身医学》编写人员名单

主　编　宋梧桐　周荣新　李德杏

副主编　刘姝晨　刘丽亚　栗　伟　胡　佳　高宇霞　王泓午

编　委　牛亚宁　王子钰　户东博　任腾飞　李思可　钟胜禹

　　　　王浩婷　闫逸婧　江崇毓　郭睿涵　李海棠　赵钰源

中医心身医学

ZHONGYI XINSHEN YIXUE

主　编

宋梧桐　周荣新　李德杏

副主编

刘姝晨　刘丽亚　栗　伟　胡　佳　高宇霞　王泓午

兰州大学出版社
LANZHOU UNIVERSITY PRESS

图书在版编目（CIP）数据

中医心身医学 / 宋梧桐，周荣新，李德杏主编.

兰州：兰州大学出版社，2024.5. -- ISBN 978-7-311

-06661-1

Ⅰ. R229

中国国家版本馆 CIP 数据核字第 2024J6J930 号

责任编辑　陈红升
封面设计　汪如祥

书　　名	中医心身医学	
作　　者	宋梧桐　周荣新　李德杏　主编	
出版发行	兰州大学出版社　（地址:兰州市天水南路222号　730000）	
电　　话	0931-8912613(总编办公室)　0931-8617156(营销中心)	
网　　址	http://press.lzu.edu.cn	
电子信箱	press@lzu.edu.cn	
印　　刷	西安日报社印务中心	
开　　本	710 mm×1020 mm　1/16	
印　　张	10(插页4)	
字　　数	185千	
版　　次	2024年5月第1版	
印　　次	2024年5月第1次印刷	
书　　号	ISBN 978-7-311-06661-1	
定　　价	68.00元	

前 言

中医心身医学自古以来就蕴含在中医学体系之中，属于中医学的一部分。随着中医学的发展，中医心身医学趋于完善，并深受中国传统文化的影响，道家、儒家、法家等哲学思想奠定了其学科的文化基础。

中医学是中华文明的重要组成部分，它伴随着人类生产生活实践的不断积累，对养生保健、防治疾病的经验进行总结，进而形成了科学系统的理论认知和实践应用。

中医心身医学中"心"的内涵范畴。中医学理论认为，心有"主血脉"和"藏神"的生理功能。心主血脉与藏神功能紧密相连。血是人神志活动的物质基础，心主藏神的功能需要在心主血脉的基础之上得以正常发挥，心主藏神功能正常，血脉运行才能畅通。中医心身医学之"心"，并非人体的心脏实体器官，而是基于心脏实体器官所产生的思想、意识、情志等。而"心"内涵范畴的思想、意识、情志等活动的产生，都需要建立在人体各脏腑生理功能的基础之上。不仅如此，人所赖以生存的自然环境无时无刻不对人有着影响，同时人也在时时刻刻对自然进行着感知、感受。人对自然界的感知、感受能力来自于"心"的作用。因此，人的"心"对自然的感知、感受、判断等也涵盖在中医心身医学"心"的内涵范畴之中。此外，中医学界关于心主神志还是脑主神志的认知一直存在争论，这也正是中医心身医学研究所关注的问题。

中医心身医学中"身"的内涵范畴。中医心身医学之"身"，并非指身体的外观或外形，而是中医学理论中所阐述的人体生理结构及其生理功能，包括脏腑、经络、气血、津液等，以及人体自身的抵抗、自愈、免疫等能力，这些都是中医心身医学"身"的内涵范畴。

中医心身医学认为，人的"心、身"为一个整体，两者相互影响。"心"对"身"有主导、调控作用，即人的思想、意识、情志等内容作用于"身"，对身体脏腑、经络、气血、津液等都有着调节作用。同时，"身"作为"心"的物质基础与载体，也是思想、意识、情志产生的物质来源。因此，无论"心"或者"身"哪一方面出现失调，都会影响到另一方面，进而造成"心""身"失调，形成疾病。由此可见，中医心身医学是对人心与身的相互关系，以及它们在疾病的发病、诊治、康复、预防等过程中的作用进行的研究。

中医心身医学在疾病的诊断、治疗中形成了特有的思路与方法。如诊断过程中，着重考虑患者的情志、思想、生活习惯等所造成的病因以及对疾病发病产生的作用；在辨证过程中，注意思想、情志的变化，更加全面地辨别疾病的发展阶段和过程；治疗过程中，注重调"心"与治"身"相结合，综合运用情志疗法与中药、针灸、按摩等治疗技术，以达到心身康复。中医心身医学尤其注重自然环境对人的整体影响和作用，借助自然条件和变化来辅助临床治疗。

人处于天地自然之中，亦是天地自然中的一部分，不可独立存在。中医心身医学秉承中医朴素的唯物辨证方法，以自然整体观和心身一体观为核心，研究心身疾病的发病机制，进一步形成诊断和治疗心身疾病的体系。在学习中医心身医学的过程中，医者需要同时具备上德与智慧，才可以真正掌握其中的内涵与精髓。

对中医心身医学的进一步研究，完善相关理论与临床体系，有助于医者更准确地掌握中医心身医学的理论内涵与治疗方法，从而运用到临床中，指导心身疾病的诊断与治疗。

目 录

第一章　中医心身医学的起源

中医心身医学是中国传统医学的重要组成部分，随着中医学的起源和发展，中医心身医学也在不断完善。中医心身医学的理论基础，蕴含于传统中医学理论之中。因此探究中医心身医学的起源，首先需要探究中医学的起源。

第一节　中医学在自然中起源

中医学理论体系的构建基于我们祖先对宇宙自然的认识。宇宙自然观属于自然哲学的范畴，大体包括人关于宇宙自然的本源、结构、演化规律以及人与自然的关系等方面的认知。中国传统文化的发展离不开对宇宙自然的探索，古人在敬畏自然的同时，也在主动地观察、总结自然规律，逐渐将其对自然界的基本认识提升到人与自然一体的哲学层面。早期中医学理论的形成深受先秦道家思想的影响。中医经典著作《黄帝内经》运用宇宙自然观认知生命、健康与疾病，并以此来指导疾病的诊断与防治，形成基于整体观念的中医学理论体系。临床所用中药，其生长与应用，亦离不开自然条件。中药的发现来于自然，古人在使用中药过程中总结经验，在实践中得以丰富和完善，并沿用至今。

一、宇宙自然的起源

先秦道家经典著作《道德经》对自然及其规律有着深刻的认知。《道德经·二十五章》曰："有物混成，先天地生。寂兮寥兮，独立而不改，周行而不殆，可以为天地母。吾不知其名，强字之曰道，强为之名曰大。大曰逝，逝曰远，远曰反。故道大，天大，地大，王亦大。域中有四大，而王居其一焉。人法地，地法天，天法道，道法自然。"《道德经》对于四"大"的认识来自对自然界的观察和体悟。在这四大之中，王是人的代表，人、地、天三者都受着上一级的制约，即人从于地，地从于天，天从于道，而道本身是自然的，道的一切活动以独立自主为法则。"有物混成，先天地生"中"物"指的就是"道"。道的内涵包括物质与非物质。在古代圣贤对自然的认识中，将"阳"作为精神的代称，将"阴"作为物质的代称，以阴阳来阐述万事万物的产生和运行规律，即阴阳相合，从而衍生了无穷无尽的宇宙。

《道德经》阐述了"道"的性质和演变规律，总结出"道"是物质性的，存在于一切事物之前，为万事万物形成的真正源头，不以人的思想意志而转移，无所不在地运行而又永不止息。"道"的本义有"道路"之意，后引申指行为、规则、方法等。"道"旨在为人们指明认识世界的正确道路，即先认识世界的本体，让人们了解"道"的运动、发展、变化所体现出来的对立统一规律。基于对自然的认知，道家提倡人类的活动要与自然天地相合，符合自然天地的运行规律而进行，总结适合于人发展进步的生活模式。人类的一切活动不可脱离外界自然环境，无法离开"大道"的基础，只有在自然天地的环境中，人类才可以生存、生活以及发展和进步。以老子为代表的先秦道家对自然的认知围绕人、地、天、道的关系和法则展开，他们是中国早期探索宇宙自然的代表。

二、中医在自然中的起源

秦汉之际，《黄帝内经》《黄帝八十一难经》《神农本草经》《伤寒杂病论》中医四大经典著作相继问世，中医学理论体系逐步形成。中医学理论起源于自然，这也正是它与现代医学不同的本质所在，其理论基础与临床应用集中华优秀传统文化、医学与社会发展、生态环境于一体，具有深刻的现实意义。因此，中医学不仅可以指导临床诊疗，其对社会发展以及人类文明进步也都具有重要的指导意义。

《黄帝内经》分为《素问》《灵枢》两部分，以问答体形式，托名黄帝、岐伯、雷公等讨论医学问题，其内容来源于古人对生命现象的长期观察与丰富的临床实践，在理论上构建起阴阳学说、五行学说、藏象学说、经络学说、病因病机学说、养生预防学说等，奠定了中医学对人体生理、病理，诊断以及治疗的认识基础。

《黄帝内经》（简称《内经》）立足整体观来阐述医学问题，主张"天人相应"，体现了自然、生物、心理、社会的"整体医学模式"。整体观强调了人体本身与自然界是一个统一的整体，同时人体结构的各个部分都是彼此联系。中医学深受中国古代哲学思想的影响，其理论体系包括对人与自然的关系认识，宇宙万物皆是由其原始物质"气"所形成，以及人属于自然物质世界中的一部分等内容。中医学在"人与天地相参""与日月相应"的天人合一观的指导下，阐述了人与自然之间的紧密关系。

人与自然是统一的，自然对人有着一定的制约性。"人以天地之气生，四时之法成"，人的生命节律依从于自然规律，一身之气顺应春生、夏长、秋收、冬藏的变化规律。自然界中的物质是人生命活动的物质来源。那么，当自然条件超出正常范围的变化时，人体就容易发病，由此形成了"外感六淫"的病因学说。

虽然人受到自然界的制约，但同时人体也有着积极适应自然的能力。如"天暑衣厚则腠理开，故汗出……天寒则腠理闭，气湿不行"，人体气血运行随着季节气候的变化而变化，在暑夏到来之时，腠理打开，人有汗出，以适应暑湿的环境；在寒冷季节到来之时，腠理闭合，保护人体不受寒邪侵袭。在此基础上，中医学提出了"提挈天地，把握阴阳"的养生防病思想。正是基于人具有积极适应自然的能力，中医学理论中形成了"治未病"的预防思想。《黄帝内经》以四时五脏阴阳为理论基础，从自然界四时、昼夜等节律变化和人体生物钟角度阐述了因时养生防病治病的思想，又以五脏应四时的规律说明了五脏与四时的节律性变化，注重自然变化的生命节律，从而提出人体养生必须遵从自然界的周期节律变化的观点。同时，它也认为人不仅生活在自然环境中，也生活在社会环境中，因此，社会因素对人的健康和疾病发生有着极重要的影响。《黄帝内经》对此有相应的说明，《素问》"疏五过论"篇和"征四失论"篇中都有相关论述。

中国传统医学理论对于现代中医临床具有非常重要的指导意义，其所建立的独特的养生防病理论，为保障人民生命健康和中华民族繁衍生息做出了巨大贡献。

三、中药在自然中的起源

中药起源于人类生存的需要。古人为了解决疾病和伤痛，需要在自然界中寻找相应的物质和方法来疗伤治病。由于古代生产力条件的限制，各地域之间缺少交流，人们生病时大多只能就地取材，因此人们早期对中药的认识大多以地域性特征为主。在发现中药的过程中，人们也总结出了规律，即自然界中的事物往往阴阳对立出现，不会单一孤立存在。"十步之内，必有芳草"，所总结阐述的事物规律就是指在形成人体疾病的环境中，一定相应存在着治疗该疾病的药物。在医疗实践中，也正是通过这个自然规律，人们发现了诸多疗效显著的临床药物。

由于中国南北地理特征和气候变化存在差异，疾病也存在较为明显的地域特点，相应的中医药知识也呈现出地域性。比如瘴气是因温度、湿度过高产生的一种有毒气体，多见于中国南方地区的山林之间，如云南、贵州、四川等地。《三国演义》记载，蜀军追击蛮兵时遭遇瘴气，孔明束手无策，心急如焚，幸遇一老叟告知曰："更兼庵前有一等草，名曰薤叶芸香。人若口含一叶，则瘴气不染也。"薤叶芸香主要生长于川贵山岭地带，属于比较罕见的药物，其花朵是金黄色的，当地人主要用它来解毒、驱逐瘴气。气候对中药的影响还表现在要严格按照季节采集中药，以确保药效成分。农谚曰，"当季是药，过季是草""三月茵陈四月蒿，五月砍来当柴烧"，强调的就是药材采集的季节性。也正是源于地理特点和气候环境的差异，中国传统医药在其发展过程中还形成了具有民族特色的地方医药，比如藏医学、苗医学等。

中药是天地自然的产物，其种植、生长、采集、炮制、贮存等环节都离不开自然条件的影响。中药因汲天地之精气而成其性，也就是在自然生长的过程中形成了每味中药特有的药性。中药的使用过程中需顺应药性，亦是顺应自然规律的体现。《神农本草经》奠定了沿用至今的中药药性理论基础，如四气、五味、毒性，以及方剂的君臣佐使、七情配伍等，书中三百六十五种药物分为上中下三品"上药一百二十种，为君，主养命以应天。无毒，多服、久服不伤人。欲轻身益气，不老延年者，本上经""中药一百二十种，为臣，主养性以应人。无毒、有毒，斟酌其宜。欲遏病，补虚羸者，本中经""下药一百二十五种，为佐使。主治病以应地。多毒，不可久服。欲除寒热邪气，破积聚，愈疾者，本下经"。

关于神农尝百草辨药性的故事，古籍中多有记载。《史记·三皇本纪》曰："以赭鞭鞭草木，始尝百草，始有医药。"《淮南子·修务训》记载："尝百草之滋味，水泉之甘苦，令民知所辟就。当此之时，一日而遇七十毒。"《搜神记·卷一》记载："神农以赭鞭鞭百草，尽知其平毒寒温之性，臭味所主，以播百谷，故天下号神农也。"从这些记载中可以看出，先人通过品尝药物的"气"和"味"，以及身、口的感受来辨别药性。

人生于天地自然，属于宇宙自然中的一部分，人的形成、结构以及生长、死亡，法象于天地。处于自然天地的环境中，人的一切活动应合于自然规律，如果有违背之处，则会产生危害。正是在不断地适应自然规律的发展中，人们在生产生活的实践过程中不断发现与总结，中医药理论与临床实践才得以起源，并不断发展沿用至今。

第二节　中国古代哲学之天人相应整体观

天人一体的整体观是中医学理论的哲学基础之一，也是中华文明精华中的一个重要组成部分。在中国古代圣贤的认识中，人不是孤立的，而是与万事万物一样都属于道法自然的产物。在自然环境中，人们获取生存和生活所需要的物质，得到发展和进步的动力，有赖于天地自然条件，人类才可以正常地生活繁衍，否则难以生存。古代圣贤认识到了人与天地自然的关系，并且以此为基础，在实践中进行发现、总结、创造，从而拥有了中华五千年文明的进步与发展。天人相应整体观虽然称为观念，但是不可以将其作为一种一般的观念或者思想来认识和对待，否则就会失去其内涵精华，难以有益于中医心身医学的理论探究与临床应用。

《黄帝内经》的学术思想以先秦诸子百家学说为哲学理论基础，与汉代道家黄老学派的思想一脉相承，它提出的"人与天地相参也，与日月相应也""与天地相应，与四时相副"等观点，贯穿于中医学理论体系之中。在天人相应整体观的认知体系中，主要包括以下三个方面：一是自然万物一体；二是人与自然一体；三是人的心身一体。

一、自然万物一体

自然万物一体，意为自然万物遵循统一的规律与模式。先秦典籍中蕴含有丰富的先贤对于自然万物一体的认知。如《道德经·四十二章》曰："道生一，一生二，二生三，三生万物。万物负阴而抱阳，冲气以为和。"阐述的是道生万物的演变规律。"道"本身包含阴阳二气，阴阳二气相交而形成一种适宜的状态，万物就在这种状态中产生出来的，在阴阳二气的互相激荡中形成的新的和谐体。阴阳二气所蕴含的统一体即为"道"，其认为对立的双方都包含在"一"之中。其中的"三"，即是由两个对立方相互矛盾、冲突、融合、变化所产生的第三者，进而生成万物。所谓负阴而抱阳，意为阴阳二气互相冲突交和而成为均匀和谐状态，从而形成新的统一体。正是由"道"开始进行变化的规律，成就了万物演变生化的宇宙模式。"道生一，一生二，二生三，三生万物"是《道德经》所阐述的宇宙生成论，所言"一""二""三"是指"道"创生万物的过程，并不是指具体的事物和数量，而是作为表示"道"生万物从少到多，从简单到复杂的发展过程。

古人在对自然宇宙演变的认识中，发展出"气一元论"，以此来解释自然万物一体的本质。气一元论又称元气论、气本原论，是以"气"来探求宇宙本原、阐释宇宙变化的世界观和方法论，也是以"气"解释世界一切事物发生、发展和变化规律的理论学说。《列子·天瑞》云："夫有形者生于无形，则天地安从生？故曰：有太易，有太初，有太始，有太素。太易者，未见气也；太初者，气之始也；太始者，形之始也；太素者，质之始也……清轻者上为天，浊重者下为地，冲和气者为人；故天地含精，万物化生。"其中所指的"气"是宇宙中运行不息、无形可见的最基本的细微原始物质，是构成天地万物包括人类生命的物质本原和终极本体，也是推动宇宙万事万物发生、发展和变化的原始动力，还是宇宙万物相互感应的中介和信息传递的载体。

气，在中国古代哲学理论中，是指存在于宇宙之中的无形而运动不息的极细微物质，是宇宙万物的共同构成本源。气的本始意义是指自然界的云气、风气或大气。古人观察风、云、雨、雾之流动变化，体悟人身之呼吸吐纳，把自然界日月四时、地震星坠和人世间男女孕育、人生时运等等联系起来，进而认识到人与自然之间存在着内在的统一性、相关性和感应性，借用"气"字来概括其存在和作用。"天人合一"合于气，古代诸子百家一致认同"天地未生，混沌一气""其大无外，其小无内"，"气"无边无际、弥漫宇宙。自然宇宙之间的气运动不息，变化不止，氤氲和合，生成天地，化生万物。气的运动称为气机，主要有升、降，出、入，聚、散等形式。气稀疏离散而成虚空，聚集凝结而形成有形物体，聚则物生，散则物消；天气居上亲下而降，地气在下亲上而升，《素问·六微旨大论》云："天气下降，气流于地；地气上升，气腾于天。故高下相召，升降相因，而变作矣。"《素问·阴阳应象大论》亦云："清阳为天，浊阴为地；地气上为云，天气下为雨；雨出地气，云出天气。"一气分阴阳，天地阴阳二气氤氲交感，相错相荡，产生了有形和无形构成的世界。

二、人与自然一体

中国古代哲学始终关注天人关系，先秦诸子大都讨论这一主题。各家对人与自然关系的认知，集中于人要顺应天地并与之相合、相应，最终达到天人同构，并且总结出天人合一的认知方法，这种认知方法有助于认知与解析自然和人生。

天人合一是中国古代哲学思想的重要内容，儒、道、释等诸家各有阐述。天即指天道，亦指自然之道。《易传·说卦传》曰："立天之道曰阴与阳，立地之道曰柔与刚，立人之道曰仁与义。"《庄子·齐物论》曰："天地与我并生，而万物与我为一。"此即中国古代哲学思想所认知的天人和谐关系。在自然界中，天、地、人三者是相应的。《庄子·达生》曰："天地者，万物之父母也。"天、地、人三者虽各有其道，但又相互对应、相互联系。在现代科学认知中，自然界为大宇宙，属于宏观整体，人为小宇宙，属于微观个体，二者之间相互感应、相互反映、互为映照。

《黄帝内经》将天人合一的观念应用于医学理论的阐发，形成独具特色的中医整体观，"人与天地相应，与四时相副，人参天地""人与天地相参也"等天人整体观贯穿全书始终。《素问·六微旨大论》曰："言天者求之本，言地者求之位，言人者求之气交。帝曰：何谓气交？岐伯曰：上下之位，气交之中，人之居也。"天、地、人三者是一气分布到不同领域的结果。又曰："天枢之上，天气主之；天枢之下，地气主之；气交之分，人气从之，万物由之……人与万物，生于天地气交之中，人气从之则生长壮老已，万物从之则生长化收藏。"人虽有自身特有的有异于自然的活动运动方式，但其身体五脏之气的基本形式即升、降、出、入等是与天地万物相通的。天人合一观揭示在预防疾病及诊治疾病中，应注意自然环境诸因素对身体健康和疾病的影响。

《黄帝内经》阐述了人与自然息息相关、相参相应的关系。自然界的运动变化无时无刻不对人体发生影响。"人以天地之气生，四时之法成"即人与宇宙自然万物一体，禀受天地自然之气而生，按照四时的法则而生长，同时受其制约。如果人们违背了春生、夏长、秋收、冬藏的养生之道，则会产生病变。即便是一日之内、昼夜之间，人体也会随着外界自然环境中阴阳之气的盛衰而相应变化。如果违反了客观规律，人体就会受到损害。因此，人体的内环境需与自然界的外环境协调一致，人对自然具有较强的适应性，如人的脉象表现为春弦、夏洪、秋毛、冬石，这是由于人体气血对春夏秋冬不同气候变化所做出的适应性反应，以此达到与外环境的协调统一。

三、人的心身一体

人的心身一体是人们在对天地自然认知的基础之上，进一步对人体自身的认知。人是由物质与精神结合的生命体，"心"概括所指即人的精神，"身"概括所指即人的物质。人的生命是一个整体，从构成生命体的组成部分来说，具有多个层面，如魂魄、神识、脏腑、经络、精气、血脉、津液等，它们作为一个整体来进行生命活动而发挥功能。人的心身一体，即人的内在精神与物质，二者是互为一体作用的。由此，在中医整体观的认识中，"身"发生了变化，则会影响于"心"，如果"心"发生了变化，则会影响到"身"，二者相互影响，"心""身"一体作用。

《黄帝内经》已经形成完整的精、气、血、津、液、神学说，以及藏象学说和经络学说。精、气、血、津液、神在人体生命活动中具有重要地位，是构成人体和维持生命活动的基本物质，也是人体脏腑、经络、形体、官窍生理活动的物质基础。故《灵枢·本藏》云"人之血气精神者，所以奉生而周于性命者也"，而这些基本物质的生成和发挥作用又依赖于脏腑、经络、形体、官窍等的正常生理功能的作用。精包括精、血、津、液；气者包括宗气、荣气、卫气；神者包括神、魂、魄、意、志。精气神三者，相互联系，互为作用，气为精之御，精为神之宅，神为精气之用。

藏象学说，是研究人体脏腑生理功能、病理变化规律及相互关系的学说。藏象学说旨在通过人体外部的征象来探索内脏活动规律，进而有效地指导养生防病、疾病诊治与康复，是中医学理论体系的核心内容。"藏"指藏于体内的脏腑，"象"指外在的现象与变化。脏腑由五脏、六腑和奇恒之腑组成。其中五脏，即肝、心、脾、肺、肾；六腑，即胆、胃、大肠、小肠、膀胱和三焦。奇恒之腑也属于腑，但又异于常，是指脑、髓、骨、脉、胆和女子胞；其中胆即大腑之一，又属于奇恒之腑。脏腑虽因形态功能之不同而有所区分，但它们之间却不是孤立的，而是相互合作、相互为用的。

经络学说是研究人体经络的概念、循行分布、生理机能、病理变化及其与脏腑形态官窍、精气血津液神、外界环境之间相互联系的中医基础理论学说。经络系统可分为经脉、络脉、经筋、皮部四个部分。经脉有十二正经：手太阴肺经、手阳明大肠经、足阳明胃经、足太阴脾经、手少阴心经、手太阳小肠经、足太阳膀胱经、足少阴肾经、手厥阴心包经、手少阳三焦经、足少阳胆经、足厥阴肝经。十二经脉首尾相连如环无端，经气流行其中周而复始。另有别于正经的奇经八脉，包括督脉、任脉、冲脉、带脉、阴跷脉、阳跷脉、阴维脉、阳维脉。经脉之间相交通联络的称络脉，其小者为孙络不计其数，而大者有十五，称十五络脉。经筋即经脉之气所"结、聚、散、络"的筋肉。皮部是经脉及其所属络脉在体表的分布部位，也是经络之气散布之所在。

《素问·金匮真言论》云："夫言人之阴阳，则外为阳，内为阴。言人身之阴阳，则背为阳，腹为阴。言人身之脏腑中阴阳，则脏者为阴，腑者为阳。肝、心、脾、肺、肾五脏皆为阴，胆、胃、大肠、小肠、膀胱、三焦六腑皆为阳……

故背为阳，阳中之阳，心也；背为阳，阳中之阴，肺也；腹为阴，阴中之阴，肾也；腹为阴，阴中之阳，肝也；腹为阴，阴中之至阴，脾也。此皆阴阳表里，内外雌雄，相输应也，故以应天之阴阳也。"即人体内外、上下、表里、腹背、脏腑各个方面，以及它们与外界环境之间，无不构成阴阳联系、对立统一，并由此而形成一种独特的认识人体生理、病理的学术体系。中医学注重研究人体的生死荣枯演化变易过程，对疾病的认知可通过对其外在征象进行观察，司外揣内，取象比类，综合判断而来。中医学在数千年的发展过程中，始终强调整体观，注重在整体视角下看待人体以及疾病，从而以人为中心对病因、病性、病位、病势等进行诊断和治疗，在临床中为患者的治疗、康复、预后以及调护等带来诸多裨益。现代医学同样需要将疾病、人体、社会、自然等充分结合，全面地认识人体健康与疾病。

第三节　中国古代哲学之阴阳五行运动规律

中国古代先哲创立了阴阳五行学说，以解释宇宙与人体生命不断运动变化的规律。中国古代医学家通过阴阳五行学说来解释人体生理、病理的各种现象，并用以指导总结医学知识，归纳临床经验，逐渐形成了以阴阳五行学说为基础的祖国医学理论体系。

一、阴阳运动规律

阴阳学说是以自然界运动变化的现象和规律来探讨人体的生理功能和病理变化，从而说明人体的机能活动、组织结构及其相互关系的学说。根据阴阳学说，任何事物均可以用阴阳来划分，凡是运动着的、外向的、上升的、温热的、明亮的都属于阳，而相对静止的、内守的、下降的、寒冷的、晦暗的都属于阴；把对于人体具有推进、温煦、兴奋等作用的物质和功能统归于阳，对于人体具有凝聚、濡养、抑制等作用的物质和功能归于阴。可以说，阴阳是相互关联的一种事物或是一个事物的两个方面。阴阳学说认为自然界任何事物或现象都包含着既相互对立又互根互用的阴阳两个方面。阴阳是对相关事物或现象相对属性，或者是对同一事物内部对立双方属性的概括。阴阳学说认为阴阳之间的对立制约、互根互用，并不是处于静止和不变的状态，而是始终处于不断地运动变化之中。

《易传·系辞上》曰："一阴一阳之谓道。"《灵枢·阴阳系日月》曰："阴阳者，有名而无形。"《素问·阴阳应象大论》曰："阴阳者，天地之道，万物之纲纪，变化之父母，生杀之本始，神明之府也。"自然界中的一切事物都处于不断地运动变化以及新生、消亡的过程中，其运动的根源在于事物本身存在着相互对立统一的阴阳两个方面。《素问·四气调神大论》提出："夫四时阴阳者，万物之根本也。"一年四时寒热温凉的变化，是由一年中阴阳消长所形成，而四时阴阳是万物变化的根本规律。自然界的阴阳消长运动，影响着人体阴阳之气的盛衰，人体必须适应自然阴阳的消长变化，从而维持生命活动。

在生命活动中，阴阳的对立统一、消长转化是生命的主要运动形式，贯穿于整个生命过程的始终，决定着生命的存亡。阳化气，阴成形，阳消阴长，阴消阳长，阴阳二者不停地向对立面进行转化。在中国古代圣贤的认识中，天地阴阳二气的对立运动，为生命的产生创造了环境与条件，生命物质在阴阳对立运动中化生出来，人与生物都生存在阴阳"气交"之中，天地的"气交"变化孕育了生命。生命产生之后，开始各自的生命活动，从发生、发展到消亡的全部过程都贯穿着一系列的内部运动，正如中医理论中所概括的"升降出入"的生命形式。《素问·六微旨大论》提到"升降出入，无器不有""无不出入，无不升降""出入废则神机化灭，升降息则气立孤危""非出入，则无以生长壮老已，非升降，则无以生长化收藏"。意即阴阳的对立运动一旦停止，生命也就停止了，没有升降出入的运动，生命则不会有生老病死的变化过程。

二、五行运动规律

五行，是指木、火、土、金、水五种物质及其运动变化。《尚书·正义》载："五者，各有材干也。谓之行者，若在天，则为五气流行；在地，世所行用也。"五行学说以五种物质的特性及其"相生""相克"等规律来认识自然、解释自然现象和探索自然规律。五行学说认为宇宙间的一切事物都可以用五行的特性进行归类和推演，其相生相克的规律是各事物普遍联系的基本法则。

"五行"一词最早见于《尚书·洪范》，其云："五行，一曰水，二曰火，三曰木，四曰金，五曰土。水曰润下，火曰炎上，木曰曲直，金曰从革，土爰稼穑。"显然此时的五行已经从五种具体的物质抽象出来，上升为了哲学理念。战国时代，阴阳与五行渐渐合流，形成一种新的观念模式，即是以"阴阳消息，五行转移"为理论基础的宇宙观。阴阳学说认为阴阳是事物本身具有的正反两种对立和转化的力量，可用以说明事物发展变化的规律。五行学说认为自然万物皆由木、火、土、金、水五种元素组成，其间有相生和相胜两大定律，可用以说明宇宙万物的起源和变化。邹衍综合二者，根据五行相生相胜说，把五行的属性释为"五德"，创"五德终始说"，并以之作为历代王朝兴废的规律，为新兴的大一统王朝的建立提供理论根据。

五行学说在中医学理论体系中的影响极其深远，早在《黄帝内经》中就有关于五行学说在医学领域中应用的内容。五行在中医中的应用，主要是用以解释人体五脏及其与自然界各种因素之间的相互关系，借以说明人体生理、病理特征，从而指导对疾病的诊断与治疗。中医不但用五行的特性来解析五脏的功能，而且将五方、五时、五气、五味、五色等分别对应五行，如此，人体五行与自然五行相互结合形成一个完整的系统。

五行学说以取象比类和推演络绎的方法确定了心、肝、脾、肺、肾五脏的五行属性，然后以五脏为中心，推演及全身各脏腑器官、经络组织等及其功能活动的属性，将人体内外连接成一个整体。五脏的滋生关系是肝木生心火、心火生脾土、脾土生肺金、肺金生肾水、肾水生肝木，形成循环、生化不息。五行的相互制约关系是肾水克心火、心火克肺金、肺金克肝木、肝木克脾土、脾土克肾水，正常的相克关系循环作用，没有间断。当其中五行生化制约失调，出现五行运转间断的时候，就会有相应的五脏病证发生。病因起于一脏，亦会累及五脏运转。由此，体现出五行运动规律在人体五脏中的表现。

三、运动的绝对性

通过现代文明和科学教育，人们得知宇宙是无限的，它无边无际，没有尽头。太阳、地球、月球的运动，使地球产生了昼夜变化、寒暑往来以及四季更替，人们则需要根据自然变化规律进行起居、劳作、生活和工作。不仅如此，自然中还会出现阴晴圆缺、风雨雷电、自然灾害等，人们需要随之应变，不可以在生活中固化，否则就无法适应自然变化规律而产生其他的后果。

除了上述所说宇宙自然的运动之外，人体生命本身也是处于运动中的。在人体生命运动的过程中，身体内在进行着各种复杂的生理活动以及新陈代谢。同时，自然环境中阴阳消长的运动规律对人体时时刻刻存在着影响。在人体内部，生命活动的各种新陈代谢有赖于脏腑阴阳的协调运动而完成。由此可知，天地自然有阴阳，人体本身也有阴阳，人处于天地自然中，人体阴阳时时刻刻接受着天地自然阴阳运动的作用和影响，体现了中医的整体观。人体是一个阴阳运动状态的整体，而人的生命历程则是一个阴阳运动消长变化的过程，在此之中，只要是人体升、降、出、入的阴阳运动失调，就会影响到脏腑、经络、气血等方面的阴阳平衡状态,即导致身体疾病形成。

运动是生命存在的特征,《吕氏春秋·尽数》曰:"流水不腐,户枢不蠹,动也。"人从降生的那一天开始,就作为一个个体,一直在运动变化着,从生长至成年再到死亡,其间时时刻刻都在进行着运动,中途不会停下来。不仅如此,人在自身运动中,还时刻和自然环境进行着交流。因此,自然中的任何一点变化,也时时刻刻影响着人,使人有所运动和变化。宇宙天体的运动、人体自身的运动、人与自然呼应的运动,形成了人特有的运动模式。而且,运动时刻都在进行中,不可以停下来。所以说,运动是绝对的,静止是相对的,可谓没有绝对的静止,只有相对的运动缓慢。自然万物,世间事物,甚至于沧海桑田的变化,也证实了运动的绝对性。

中医学理论认为,因为每个人都是独一无二的个体,又因为性别不同、年龄不同、阶段不同、际遇不同,所患的疾病自然也会不同。同样的病证,存在着不同的病因、疾病变化和症状表现等,也就有了每个人疾病独一无二的特性。即使是同一时期同一病种,因为不断地运动和变化,疾病的变化情况也不一样。所以,在中医学的理念中十分重视运动的绝对性以及事物的变化性,中医学时时刻刻关注着自然运动变化以及人体生命活动运动变化的结果。

四、运动规律在中医学中的运用

整体观念强调人体本身与自然界是一个整体,同时人体结构的各个部分都是彼此联系的。《黄帝内经》蕴含着中国古代唯物主义的哲学思想,它将人看作整个物质世界的一部分,认为宇宙万物皆是由其原始物质"气"形成的;它以"人与天地相参""与日月相应"为主题,阐述了人与自然一体的关系。《黄帝内经》认为人与自然息息相关、相参相应,自然界的运动变化无时无刻不对人体发生影响。《素问·宝命全形论》曰:"人以天地之气生,四时之法成。"即说明人与宇宙万物一样,是禀受天地之气而生,按照四时的法则而形成生长。人生于天地之间,必须依赖天地阴阳二气的运动和滋养才能生存。《黄帝内经》认识到生命现象来源于生命体自身的矛盾运动,认为阴阳二气是万物的胎始。天地万物,包含人在内,都是天地阴阳二气交合的产物。阴阳二气是永恒运动的,其基本方式就是升、降、出、入、聚、散。

中医学认为人体是不停运转的有机体。在看待人与外界环境方面,中医学不仅肯定了四时气候变化对人体健康的影响,而且已经认识到一天二十四小时中疾病也会因人体正气的变化而变化。《灵枢·顺气一日分四时》所载"百病者多以旦慧、昼安、夕加、夜甚"的内容，即在对疾病的防治方面，中医学早就以运动传变的方法进行分析研究。《黄帝内经》基于自然事物的运动变化规律，在"病因病机"方面阐述了各种致病因素作用于人体后是否发病，以及疾病发生和变化的内在机理，在"预防、养生、运气"方面系统地阐述了中医养生学说，是养生防病经验的重要总结。

中医学以运动传变的观念和方法认识疾病时，尊重人体疾病的发展规律，强调积极主动地进行治疗，力求不失病期。《素问·五常政大论》更是提出"无代化，无违时，必养必和，待其来复"，意即不能以人的主观愿望取代疾病的变化规律，也不能违背四时的运行规律，而是要积极调养身体，安心等待正气的恢复。医者根据疾病在患者身体中发展变化的不同阶段，采取相应的治疗，经过治疗都会促使疾病向好转的方向发展。并且由此，中医学着重提出了"上工治未病"的理念，即在人体"未病"之时，进行诊断，采取治疗措施以遏制病势深入，从而减少疾病对生命机体造成的损害。

第四节　中医心身医学的理论基础

《黄帝内经》作为中医学理论的奠基之作，蕴含了丰富的心身医学理论内容，如七情理论、形神一体理论、五脏藏神理论等。这些内容是中医心身医学的理论基础，为后世中医心身医学的临床应用提供了指导。

一、七情理论

七情，指喜、怒、忧、思、悲、恐、惊等七种情志活动。人的情志活动，由脏腑精气应答外在环境因素的作用所产生，脏腑精气是情志活动产生的内在生理学基础。由于人体是以五脏为中心的有机整体，故情志活动与五脏精气的关系最为密切。《素问·阴阳应象大论》说："人有五脏，化五气，以生喜怒悲忧恐。故喜怒伤气，寒暑伤形。暴怒伤阴，暴喜伤阳。厥气上行，满脉去形。喜怒不节，寒暑过度，生乃不固。"

人体五脏藏精，精化为气，气的运动应答外界环境而产生情志活动。因而五脏精气可产生相应的情志活动，如《素问·阴阳应象大论》所说肝"在志为怒，怒伤肝"；心"在志为喜，喜伤心"；脾"在志为思，思伤脾"；肺"在志为忧，忧伤肺"；肾"在志为恐，恐伤肾"。五脏精气的盛衰及其藏泄运动的协调，气血运行的通畅，在情志的产生变化中发挥着基础性作用。若五脏精气阴阳出现虚实变化及功能紊乱，气血运行失调，则可出现情志的异常变化。如《灵枢·本神》云："肝藏血，血舍魂，肝气虚则恐，实则怒。脾藏营，营舍意，脾气虚则四肢不用，五藏不安，实则腹胀经溲不利。心藏脉，脉舍神，心气虚则悲，实则笑不休。肺藏气，气舍魄，肺气虚则鼻塞不利少气，实则喘喝胸盈仰息。肾藏精，精舍志，肾气虚则厥，实则胀，五脏不安。必审五脏之病形，以知其气之虚实，谨而调之。"《素问·调经论》亦云："心藏神，肺藏气，肝藏血，脾藏肉，肾藏志。而此成形。志意通，内连骨髓，而成身形五脏。五脏之道，皆出于经隧，以行血气，血气不和，百病乃变化而生，是故守经隧焉。帝曰：神有余不足何如？岐伯曰：神有余则笑不休，神不足则悲。"又云："血有余则怒，不足则恐。"此外，若所处环境的变化过于强烈，情志过激或持续不解，也可以导致脏腑精气阴阳的功能失常，气血运行失调，如大喜大惊伤心，大怒郁怒伤肝，过度思虑伤脾，过度恐惧伤肾等。

在情志活动的产生和变化中，心与肝发挥着更为重要的作用。心藏神而为五脏六腑之大主，主宰和调控着机体的一切生理机能和心理活动。各种情志活动的产生，都是在心神的统帅下，各脏腑精气阴阳协调作用的结果。如《类经·疾病类》说："心为五脏六腑之大主，而总统魂魄，兼赅志意。故忧动于心则肺应，思动于心则脾应，怒动于心则肝应，恐动于心则肾应，此所以五志惟心所使也。"心神作为君主之官，各种环境因素作用于人体，影响着各个脏腑精气及其功能，皆可影响心神，从而产生相应的情志活动。由此，在五志活动的产生中，都有着心神的作用。正常情志活动的产生依赖于五脏精气充盛及气血运行的畅达，而肝主疏泄，调畅气机，促进和调节气血运行；可见，在调节情志活动，保持心情舒畅方面，肝发挥着重要作用。

当人存在七情内伤之时首先扰乱气机，如外因刺激诱发情志病变，首先扰乱五脏气机，导致气机逆乱，发生病变。《素问·举痛论》中提到"百病生于气也，怒则气上，喜则气缓，悲则气消，恐则气下，寒则气收，炅则气泄，惊则气乱，劳则气耗，思则气结""怒则气逆，甚则呕血及飧泄，故气上矣。喜则气和志达，荣卫通利，故气缓矣。悲则心系急，肺布叶举，而上焦不通，荣卫不散，热气在中，故气消矣。恐则精却，却则上焦闭，闭则气还，还则下焦胀，故气不行矣。"若内因发生情志病变，以脏、精、气、血失调，阴、阳亏虚，神气失藏，或邪郁内扰神气，而发生病变。由情志因素导致发病的时候，首伤属脏或属脏先伤发病，不同的情志因素发作则损伤相应的脏腑。在临床中，情志病的发作具有较强的反复性，如忧郁情绪，稍不注意，病即复发，并且在发病过程中，往往不止一种情志因素导致发病。另外，七情发病有周期性，与气候相关，具有传变规律性等特点。《灵枢·本神》曰："怵惕思虑者则伤神，神伤则恐惧流淫而不止。因悲哀动中者，竭绝而失生。喜乐者，神惮散而不藏。愁忧者，气闭塞而不行。盛怒者，迷惑而不治；恐惧者，神荡惮而不收……心怵惕思虑则伤神，神伤则恐惧自失，破䐃脱肉，毛悴色夭，死于冬；脾愁忧而不解则伤意，意伤则悗乱，四肢不举，毛悴色夭，死于春。肝悲哀动中则伤魂，魂伤则狂忘不精，不精则不正，当人阴缩而挛筋，两胁骨不举，毛悴色夭，死于秋。肺喜乐无极则伤魄，魄伤则狂，狂者意不存人，皮革焦，毛悴色夭，死于夏。肾盛怒而不止则伤志，志伤则喜忘其前言，腰脊不可以俯仰屈伸，毛悴色夭，死于季夏。"《素问·玉机真藏论》亦言："喜大虚则肾气乘矣，喜则气缓，故过于喜令心大虚，虚则肾气乘之，水胜火也。怒则肝气乘矣，悲则肺气乘矣，恐则脾气乘矣，忧则心气乘矣，此其道也。故病有五，五五二十五变，及其传化。传，乘之名也。"就指出情志病的传变规律。最后，七情发病经常是淫情交错，郁情不离。在人情绪不快时，往往导致气机郁滞发病，而在气机郁滞时，亦易扰乱五脏，导致五神不宁，发生情志病变，七情亦可与郁证同时发病为患。故陈无择提出"郁不离七情"。

情志是中医学对情绪的特有称谓，对应的是现代心理学中的情绪。中医学之情志论涉及心理和生理两大系统的反映。情志与七情是一般与个例的关系，情志是包括七情在内的所有情绪特征与属性的抽象与概括，七情则是情志的具体表达。

二、形神一体理论

根据中医整体观可知，人的心（神）和身（形）是一个整体。形乃神之宅，是神产生的物质载体与根基。人体生命的构成，有赖于形神相合而成。范缜提出"形神相即"的命题，他认为躯体功能与精神心理相互依存，相互作用，才能成为完整健全的人，否则，形与神如果失协或者分离，则有疾病的发生乃至生命的消亡等。《素问·五常政大论》云："根于中者，命曰神机，神去则机息。根于外者，命曰气立，气止则化绝。"意即精神的离散则使得人体生机消亡，那么随之人体的各种生理活动以及新陈代谢等由于失去了生机和动力从而停息，也意味着人体生命的终结。《类经·针刺类》提出："形者神之体，神者形之用；无神则形不可活，无形则神无以生。故形之肥瘦，营卫血气之盛衰，皆人神之所赖也。故欲养神者，不可不谨养其形。"《灵枢·平人绝谷》言："血脉和利，精神乃居，故神者，水谷之精气也。"说明精神心理产生于形体物质及其机能的活动基础之上。形是神的物质基础，神是生命活动的主宰，二者相辅相成，不可分离，缺少了形体基础则神无以存在和作用，缺少了精神的主宰则形体无法正常运转。形神合一，共同构成了生命统一的有机整体。躯体与心理相互影响，躯体反应会伴随不同程度的心理反应，而心理反应也会影响和产生躯体反应。

生理状态和环境的改变，会引发心理活动产生变化和异常。而心理活动的异常，又会导致内在脏腑气血运转失常进而形成病证。在《黄帝内经》中已经重视形体与精神的整体调摄，提倡形神共养，遵循"法于阴阳，和于术数，食饮有节，起居有时，不妄作劳"的形体养生方法，同时达到"恬淡虚无，真气从之，精神内守"的精神养生境界，养形调神，守神全形，达到形神共养，形体与精神和谐统一的身心健康状态。

三、五脏藏神理论

五脏与五神的关系即心藏神、肺藏魄、肝藏魂、脾藏意、肾藏志，故有称五脏为"五神脏"。中医学将五神分属于五脏，成为五脏各自生理功能的一部分，而五神总统于心。

心藏神，指心统领和主宰精神、意识、思维、情志等活动。魂、魄、意、志四神以及喜、怒、思、忧、恐五志，均属心神所主。《类经·藏象类》中提到"意志思虑之类皆神也""神气为德，如光明爽朗，聪慧灵通之类皆是也""是以心正则万神俱正，心邪则万神俱邪"。

肺藏魄，魄是不受内在意识支配而产生的一种能动作用表现，属于人体本能的感觉和动作，即无意识活动。如耳的听觉、目的视觉、皮肤的冷热痛痒感觉，以及躯干肢体的动作、新生儿的吸乳和啼哭等，都属于魄的范畴。故《类经·藏象类》曰："魄之为用，能动能作，痛痒由之而觉也。"《灵枢·本神》认为"并精而出入者谓之魄"，魄与生俱来，为先天所获得，藏于肺，肺藏气，气舍。《素问·六节藏象论》亦云："肺者，气之本，魄之处也。"故气旺盛则体健魄全，魄全则感觉灵敏，耳聪目明，动作正确协调。

肝藏魂，其中的魂是指能伴随心神活动而作出较快反应的思维意识活动，《灵枢·本神》言："随神往来者谓之魂。"《类经·藏象类》指出："魂之为言，如梦寐恍惚，变幻游行之境，皆是也。"肝主疏泄及藏血，肝气调畅，藏血充足，魂随神往，魂的功能便可正常发挥，所谓"肝藏血，血舍魂"。魂和魄均属于人体精神意识的范畴，但魂是后天形成的有意识的精神活动，魄是先天获得的本能的感觉和动作。故《类经·藏象类》指出"魄对魂而言，则魂为阳而魄为阴"。

脾藏意，意就是忆的意思，又称为意念。意就是将从外界获得的知识经过思维取舍，保留下来形成的回忆。《灵枢·本神》称"心有所忆谓之意"。《类经·藏象类》指出："谓一念之生，心有所向而未定者，曰意。"脾藏意，也指脾与意念有关。"脾藏营，营舍意"，脾气健运，化源充足，气血充盈，髓海得养，即表现为思路清晰，意念丰富，记忆力强；反之，脾的功能失常，"脾阳不足，则思虑短少，脾阴不足，则记忆多忘"（《中西汇通医经精义·上卷》）。

肾藏志，志为志向、意志。《灵枢·本神》提到"意之所存谓之志"，即意已定而确然不变，并决定将来之行动欲付诸实践者，谓之志。故《类经·脏象类》曰："意已决而卓有所立者，曰志。"意与志，均为意会所向，故意与志合称为意志，但志比意更有明确的目标，所谓"志者，专意而不移也"（《中西汇通医经精义·上卷》），即志有专志不移的意思。"肾藏精，精舍志"，肾精生髓，上充于脑，髓海满盈，则精神充沛，志的思维意识活动亦正常。若髓海不足，志无所藏，则精神疲惫，头晕健忘，志向难以坚持。

自古以来，中医学蕴含了丰富的心身相关理论，溯源中医学的形成过程，其深受中国古代哲学的影响。中国古代哲学认识到人的物质与精神之间的相互关系，以性命、形神等进行阐述和解析人的生命以及人生过程。由此，中医学的发展过程中，亦将人的心身关系作为一个主题进行探究和不断总结，从而形成中医七情、形神以及五脏藏神等重要理论，这些理论对指导中医临床发挥着重要作用。

第二章　中医心身医学"心"的含义与涵盖范畴

中医心身医学的"心"有着特定的含义与涵盖范畴，其所指并非心脏这一实体器官，而是在心脏实体器官基础上所形成的神识、思维、意识、情志等一系列心理活动。为了进一步明确其涵义，本章对"心"的藏象理论以及有关概念做一梳理，确定中医心身医学"心"的含义与涵盖范畴，为临床应用提供理论指导。

第一节　"心"之藏象理论

"心"之藏象理论，主要包含心的生理结构、生理特性、生理功能等内容，同时包含其附属心包络的相关内容，除此之外，还有与心相关的周身脏腑经络关系等，这些内容虽然并不直接属于中医心身医学中"心"的内涵范畴，但是其生理特性、生理结构及生理活动为人的神识、情志、心理、感知等提供物质来源与功能基础。如果心的生理功能与活动无法正常发挥作用，那么也必然会影响到神识、情志等心理活动并产生异常的心理变化。本节着重介绍心的生理结构、生理特性、生理功能，以及与其他四脏的联系等内容。

一、心脏的生理结构

在藏象理论中，心被称为"君主之官"，意即心在人体脏腑整体生理机能之中起着主导的关键作用。如果君主失职无德，则会形成机体生理功能紊乱乃至失调，如果君主在位有德，则可以主导一身脏腑生理功能平衡有序进行。

关于心脏生理结构，虽然中医学对解剖的认识较为粗略，但是对人体心脏的重量、颜色、结构，以及心腔的血容量等均有一定的认识。《灵枢·胀论》曰："膻中者，心主之宫城也。"《难经·四十二难》称："心重十二两，中有七孔。"

《针灸大成·五脏六腑》谓心"形如未敷莲花，居肺下膈上，附脊第五椎"。《医宗必读·改正内景脏腑图》记载："心象尖圆，形如莲蕊。"由上述可知，中医对心脏的解剖部位和形态学上的认识和现代医学颇为接近，从生理位置来说，心的具体位置在胸腔偏左，膈膜之上，肺之下。心脏是隐藏在脊柱之前，胸骨之后的一个重要的脏器，尖圆形，形如莲蕊。

心脏之外，有一重保护，称之为心包络。心包络，简称心包，是心脏外面的包膜，为心脏的外围组织，其上附有脉络，是通行气血的经络，合称心包络。由于心包络是心的外围组织，故有保护心脏，代心受邪的作用。中医藏象学说认为，心为君主之官，邪不能犯，所以外邪侵袭于心时，首先侵犯心包络，故《灵枢·邪客》曰："诸邪之在于心者，皆在于心之包络。"其临床表现主要是心藏神的功能异常，如在外感热病中，因温热之邪内陷，出现高热、神昏、谵语、妄言等心神受扰的病态，称为"热入心包"。由痰浊引起的神志异常，表现为神志模糊、意识障碍等心神昏乱的病态，称为"痰浊蒙蔽心包"。实际上，心包与心受邪所出现的病变是一致的，故在辨证和治疗上也大体相同。

卫护心脏的心包，也有向外所通经脉，称为手厥阴心包经。《灵枢·经脉》记载："心主手厥阴心包络之脉，起于胸中，出属心包络，下膈，历络三焦；其支者，循胸出胁，下腋三寸，上抵腋下，循臑内，行太阴、少阴之间，入肘中，下循臂，行两筋之间，入掌中，循中指，出其端；其支者，别掌中，循小指次指，出其端。"手厥阴心包经自胸中起始，出属心包络，向下贯穿膈肌，联络上、中、下三焦。它的分支，从胸中出走胁部，在腋下三寸的部位又向上行至腋窝下面，沿上臂前边，行走在手太阴肺经和手少阴心经之间，进入肘中，下行前臂两筋的中间，进入掌中，沿中指出其末端；它的另一条支脉，从掌中分出，出无名指尺侧端。脉气由此与手少阳三焦经相接，主脉所生病者有烦心，心痛，掌中热等，发生异常后表现为心中热，前臂和肘部拘挛疼痛，腋窝部肿胀，甚至胸中满闷，心悸，面赤，眼睛昏黄，喜笑不止等症状。

二、心脏的生理特性

《黄帝内经》记载了心脏的阴阳属性。《素问·六节藏象论》载心为"阳中之太阳"；《灵枢·阴阳系日月》亦载"心为阳中之太阳"。《血证论·脏腑病机论》记载："心为火脏，烛照万物。"其中将心脏比喻为人体的太阳之脏，对周身脏腑、经络与气血运行皆有着温煦的作用。由于心脏本身的阴阳属性，为太阳之脏而主阳气，各方面的生理特性都与之密切联系，各脏莫不在心阳的作用下得以正常运行。

基于太阳之脏的属性，心脏的生理特性主要包括两个方面。其一，心为阳脏而主阳气，属阳中之太阳，故心脏以阳气为用，心阳能推动血脉运行，维持人体生命机能活动，使之生机不息，故喻之为人身之"日"。《医学实在易·心说》曰："心，火脏，身之主，神明之舍也。"另外，心阳之气不仅可以温煦本脏而维持心脏的生理功能，对全身亦有温养作用。故凡脾胃之腐熟运化，肾阳之温煦蒸腾，以及全身的水液代谢、汗液的调节等等，心阳皆起着重要作用。其二，心气与夏气相通应。《素问·六节藏象论》云："心者，生之本，神之变也，其华在面，其充在血脉，为阳中之太阳，通于夏气。""通"即相互通应之意。人与自然是一个统一整体，自然界的四时阴阳消长变化与人体五脏功能活动系统是相互适应联系的。五脏之中，心脏通于夏气，故夏季时节心脏的调养固摄尤为重要。由于心阳在夏季最为旺盛，故在夏季更需要注意固护心脏阳气，若夏季过食寒凉或者身体受寒，则会损伤心阳之气，到了秋季则容易变生飧泄等病证。中医学在天人相应思想的指导下，以五行为中心，将自然界的各种事物和现象以及人体的生理、病理现象，按其属性进行归纳。五行属性中，心属火，与夏季通应，与南方、苦味、赤色相对应。通过了解心的生理特性，有助于判断与心相关的生理以及病理现象。

三、心主血脉的生理功能

心主血脉的生理功能包括主血和主脉两个方面。血就是血液。脉，即脉管，又称经脉，为血之府，是血液运行的通道。心脏和脉管相连，形成一个密闭的系统，成为血液循环的枢纽。心脏不停地搏动，推动血液在全身脉管中循环无端，周流不息，成为血液循环的动力。心脏、脉管和血液所构成的这个相对独立、系统的生理功能，由心所主，有赖于心脏生理功能的正常运行。

心脏作为人体的"太阳之脏"，心主血脉的生理功能主要依赖于心之阳气作用。心阳气充沛，才能维持正常的心力、心率和心律，血液才能在脉管内正常地运行，这也有赖于血液本身的充盈和脉道的滑利通畅。因此，心阳气充沛，血液充盈和脉道通利，是血液运行最基本的前提条件。其中任何一个因素异常，都会引发血液循行状态的改变。

心脏有规律地跳动，与心脏相通的脉管亦随之产生有规律的搏动，称为"脉搏"。中医通过触摸脉搏变化，来了解全身气血的盛衰，作为诊断疾病的依据。在正常生理情况下，若心脏的功能正常，气血运行通畅，全身的机能正常，则脉搏节律均匀，和缓有力，否则，脉搏便会出现异常。

心主血脉的生理功能正常发挥，对人体的血液运行、周身营养、新陈代谢等方面都有着重要的作用。其中，主要体现在行血与生血两个方面。一方面是行血，行血以输送营养物质。心气推动血液在脉内循环运行，血液运载着营养物质以供养全身，使五脏六腑、四肢百骸、肌肉皮毛，乃至身体整体都获得充分的营养，以维持其正常的功能活动。另一方面是生血，生血使血液不断地得到补充。胃肠消化吸收的水谷精微，通过脾主运化、升清、散精的作用，上输给心肺，在肺部吐故纳新之后，贯注心脉化赤而成为血液，故有"心生血""血生于心"之说。

综上所述，心主血脉的生理功能正常，则心脏搏动节律均匀，脉象和缓有力，面色红润光泽。若心脏发生病变，则会通过心脏搏动、脉搏、面色等方面反映出来。如心气不足，血脉亏虚则见面色无华，脉象细弱无力等，若发生气血瘀滞，血脉受阻，则见面色灰暗，唇舌青紫，胸憋闷、刺痛，脉结代等。

四、心主神志的生理功能

中医学基于整体观，认为人体的一切精神、意识、思维活动，都是脏腑生理功能的反映。人的精神、意识、思维活动，虽五脏各有所属，但主要还是归属于心主神志的生理功能。

心主神志，即心主神明，又称心藏神。在中医基础理论中，将神的含义概括为三个方面。其一，泛指自然界物质运动变化的功能和规律。其二，指人体生命活动的总称，也就是人整体生命活动的外在表现，如人的外在形象、面色、眼神、言语、应答、肢体活动姿态等，无不包含于神的范围。换言之，凡是机体表现于外的"形征"，都是机体生命活动的外在反映。其三，指人的精神、意识、情志、感觉与动作等内容，主要概括为五神（神、魂、魄、意、志）和五志（喜、怒、忧、思、恐）两个方面。

心藏神，是人体生命活动的中心。神产生的物质基础是人体的精气，精气的来源有先天与后天两部分。当胚胎形成之际，生命之神即产生出来，其由先天之精气所化生，又可称之为先天之神。出生之后，在人的个体发育过程中，得到后天水谷精微的充养，以及后天教育等，逐渐形成后天之神。所以，神的产生、发挥作用，都需要精气作为基础，不是孤立发生的。精气构成的形体作为人的物质基础，神则是人之形体机能的体现。神随着人形体的发生、发育、成长、消亡而发生、发展、消亡。神藏于心，由心所主，其中心脏的脏腑生理结构与功能可理解为神的载体，为神的产生、活动、作用提供生理基础。

心藏神的生理作用主要有两个方面。其一，主思维、意识、精神。在正常情况下，神明之心接受和反映客观外界事物，进行精神、意识、思维活动。这种作用称为"任物"。任，是接受、担任、负载之意，即心具有接受和处理外来信息的作用。有了这种"任物"的作用，才会产生精神和思维活动，对外界事物作出判断。其二，主宰生命活动。《饮膳正要·序》称"心为一身之主宰，万事之根本，故身安则心能应万变，主宰万事"，神明之心为人体生命活动的主宰。五脏六腑必须在心的主导下，才能进行统一协调的正常生命活动。正如《类经·疾病类》所云："心为五脏六腑之大主，而总统魂魄，兼赅意志。"

心主血脉与主神志的两方面生理功能是互为联系、互为作用的。《素问·八正神明论》提到"血气者，人之神"；《灵枢·营卫生会》亦提到"血者，神气也"。在中医文献记载中，有血肉之心和神明之心的区别，血肉之心即指实质性的心脏；神明之心是指脑接受和反映外界事物，进行意识、思维、情志等精神活动的功能。中医学把精神、意识、思维活动归属于心，故有神明之心的说法。正如李梴所说："有血肉之心，形如未开莲花，居肺下肝上是也。有神明之心……主宰万事万物，虚灵不昧是也。"（《医学入门·脏腑条分》）因此，心主血脉的功能异常，亦必然出现藏神功能的异常，故而出现神志方面的改变；而心主藏神的生理功能异常，也会影响到心主血脉的运行。

五、心与其他四脏的联系

《黄帝内经》称心脏为"君主之官"，有主导调控五脏系统功能的作用。五脏之气循环相生，肾者五行为水，可以生养肝气；肝者五行为木，可以生养心气；心者五行为火，可以生养脾气；脾者五行为土，可以生养肺气；肺者五行为金，可以生养肾气。如此，水生木、木生火、火生土、土生金、金生水，亦是肾生肝、肝生心、心生脾、脾生肺、肺生肾，从而循环生化。因此，心脏与其他四脏在生理以及病理上都有着相互联系。

心脏与肺脏的联系主要体现在心主行血与肺主呼吸。肺主气，具有助心行血之作用。心主血，推动血液循行，方能维持肺呼吸功能的正常进行，故《难经·四难》有"呼出心与肺"之说。

心脏与脾脏的联系体现在血液的生成和运行。脾运化水谷精微，以生化血液。脾气旺盛，则血之生化功能正常，血液充盛，则心有所主。心主血，营气和津液化赤为血。心之阳气可以温养脾土，使脾阳不衰，保证了脾生化血液之正常。另外，心气推动血液，脾气统摄血液，二者协调平衡，从而维持血液正常循行。

心脏与肝脏的联系体现在血液与神志方面的依存与协同。血液贮藏于肝，通过心气推动作用而运行于全身。心行血功能正常，肝有所藏。若肝不藏则心无所主，血液的运行失常，故心血虚与肝血虚常同时出现。人的意识、思维、情志等精神活动，虽由心所主，但与肝的疏泄功能亦密切相关。

心脏与肾脏的联系体现在心肾阴阳水火既济的关系。心五行属火，居于人体上部属阳；肾五行属水，居于人体下部属阴；心火下降于肾，助肾阳以温肾水，使肾水不寒；肾水上济于心，助心阴以濡心阳，使心火不亢。如此维持心肾阴阳水火协调平衡，称"心肾相交"。

以上心的生理结构、生理特性、生理功能及与其他四个脏腑的联系等方面所阐述的内容，皆属于脏腑之心的范畴。前言中已阐述，在中医心身医学理论体系中，所指的"心"并非单独所指脏腑之心，还包含神识、思想、情志、意识、感受等内容，这些也需要以脏腑之心作为载体与物质基础才得以发挥作用。基于天人合一的整体观可知，人体生命法相于天地自然，与自然变化息息相通，其中人对自然具有诸多感触、感知与反应的能力，那么这些能力的发挥也蕴含在中医心身医学的研究范畴之内，亦属于中医心身医学之"心"的研究内容。

第二节　魂、魄、神

魂、魄、神的内容均涵盖于中医心身医学的"心"的范畴之内，对于中医心身医学疾病的诊断与临床治疗有着不可忽视的作用。这三者的含义与作用，在中医学教材中有所涉及，但是多集中于与脏腑功能相关的内容，对于魂、魄、神三者本身的内涵与作用，缺乏具体阐述。中国道教文献对此有较为丰富的记载，可供我们进一步探索其含义。

一、魂、魄

魂、魄两者具有不同的含义。《说文解字》曰："魂，阳气也。"从文字的构成来看，魂字从云从鬼。云者，风也，风者，木也，故魂依附于属木的肝脏；魄字从白从鬼，白为金之色，所以魄依附于属金的肺脏。

古人认为魂是阳气，构成人的思维才智。魄是粗粝重浊的阴气，构成人的感觉形体。魂魄合来助人有生，阴阳协调不乱则人体健康。人死之后魂（阳气）归于天，精神与魄（形体）脱离，形体骨肉（阴气）则归于地下。如《左传·昭公七年》载："人生始化曰魄，即生魄，阳曰魂；用物精多，则魂魄强。"《孔颖达疏》曰："魂魄，神灵之名，本从形气而有；形气既殊，魂魄各异。附形之灵为魄，附气之神为魂也。附形之灵者，谓初生之时，耳目心识、手足运动、啼呼为声，此则魄之灵也；附所气之神者，谓精神性识渐有所知，此则附气之神也。"《左传·昭公二十五年》载："心之精爽是谓魂魄；魂魄去之，何以能久？"

《黄帝内经》中有魂魄相关内容的记载。《灵枢·经水》曰："五脏者，合神气魂魄而藏之。"《灵枢·本神》曰："随神往来者谓之魂，并精而出入者谓之魄。"《素问·宣明五气篇》曰："五脏所藏：心藏神，肺藏魄，肝藏魂，脾藏意，肾藏志。"在中医学理论体系中，魂魄属于神明的一部分，依附于人体，亦属于精神的范畴，统归于心神。

从所属联系的不同脏腑来说，作为阳神的魂的物质基础是肝所藏之血，魂与肝血关系至为密切。肝的藏血功能正常，则魂有所舍；肝血不足，则魂不守舍，出现梦游、梦呓及幻觉等症。作为阴神的魄，统摄着人们的肢体活动以及五官感知能力。魄藏于肺，而肺主气，经常将气魄并称，肺气旺，则魄力盛。对于肺藏魄，《类经·藏象类》对此有较为精辟的论述："魄之为用，能动能作，痛痒由之而觉也。"魄在精神上有振奋作用，同时也是本能的感官反映。精足则体健魄全，魄全则感觉灵敏、动作正确。若肺藏魄的功能障碍，就会出现情志抑郁、表情淡漠、精神不振的症状。

道教文献中记载有三魂七魄。成书于宋代的《云笈七签》对三魂与七魄的内容有具体记载，其"魂神部"记载："夫人有三魂，一名胎光，一名爽灵，一名幽精。"七魄是尸狗、伏矢、雀阴、吞贼、非毒、除秽、臭肺，皆"身中之浊鬼也"。魂、魄两者的作用不同。魂，在古人的认识中指能离开人体而存在的精神，现代研究中则将魂作为可以产生精神和形体生命活动的本源。魄与魂不同，魄的存在需要依附于形体而显现，故指的是依附形体而显现的精神，如果离开形体则不再有作用。

二、元神、识神、欲神

人类的感知，除了意识状态以外，还有两种非意识的状态，即潜意识态与无意识态。意识、潜意识、无意识三种状态有着一定的联系，意识自觉而为、潜意识不自觉而为、无意识不自主而为，都是出自自身的主宰，这个主宰被称为"神"。神是生命主宰，具备神是人拥有灵活生命的具体表现。

神有元神、识神和欲神之分，三者有着各自不同的含义与作用。根据道教理论，道生万物，无极是道的本体，太极阴阳是道的显现。对应于人体而言，元神表示人的无极本体，而识神和欲神表示人的阴阳两面。元神，亦称"先天之神"，表示人的先天状态。

人先天之神的产生与先天之精密切相关。《灵枢·本神》曰："两精相搏谓之神。"《黄帝内经灵枢集注·卷六》称："两精者，一生于先天之精，一生于水谷之精；相搏者，抟聚而合一也。谓得先后天之精气充足。"人体肾脏贮藏先天之精，是先天之本所在。李中梓提出："人身之本，有先天后天之辨。先天之本在肾，肾应北方之水，水为天一之源；后天之本在脾，脾为中宫之土，土为万物之母。"（《医宗必读·肾为先天本脾为后天本论》）先天之精作为人的生命力来源，其充足与否决定了人的禀赋强弱。人体肾脏与脾脏在生理活动上具有密切的联系。脾脏主运化水谷精微，其所生成的后天之精收藏于肾中以资助先天之精。先天之精与后天之精相合作用而主人体生长、发育、生殖等生命活动。两精者，一者为先天之精，一者为后天水谷之精，两者相搏则合一，产生出"神"的作用。向上者可以填精充髓化血，脑髓得养使神志聪明，向下者可以繁衍后代，可见，生殖活动过程不仅需要精作为物质基础，同时也需要神的参与而共同完成。

现代心理学认为，元神是人的一种无意识（潜意识）活动，但并非是"未被意识到的意识"，而是与生俱来的带有明显自然属性的"原生无意识"，其与出于后天生活经验的潜移默化逐步积累而成的无意识不同，是个体的一种强大而原始的内驱力源，每个人的生命活动都在不知不觉中被它所左右。以练习气功为例，当练功者进入静境后，无意识活动就得以充分活跃起来，不仅能迅速激发体内之生理潜能，而且能对人体的脏腑经络、气血阴阳等直接进行调节，使之趋于"阴平阳秘"，从而使机体处于最佳的功能状态中。

识神，又称思虑之神，是后天之神。《医学衷中参西录·人身神明诠》称："脑中为元神，心中为识神。元神者，藏于脑，无思无虑，自然虚灵也。识神者，发于心，有思有虑，灵而不虚也。"此处即指出，元神与识神所居处所不同，特征不同。元神居于脑中，没有思虑的功能，善于感应自然而具有虚灵的特性。识神居于心中，善于思虑，具有思维识别的功能。

人的识神属于后天之神，其形成与人的后天经历相关。人从诞生那一刻起，就不断地用身体和感官接收天地间各种事物的信息能量，还不断接受人文事物，特别是大量地接受知识和生活教导，形成大脑思维，不断复制、演化、创造和提炼新的信息，具有分辨功能和控制身体功能的意识体，这就是识神。因此，人类的大脑机能能吸收的信息能量的种类越多、信息量越大，识神的意识性和意识力就更强。人的情感、欲望等都与识神密切相关，都在识神的作用和控制下发生，故人的识神具有情感和欲望的因素。

关于欲神，也称之为欲望，是由人的本性产生的想达到某种目的的要求，其无善恶之分，是世界上所有动物最原始最基本的一种本能。从人的角度讲是心理到身体的一种渴望、满足，它是一切动物存在必不可少的需求。一切动物最基本的欲望，就是生存与存在。欲神，即是情志活动对外界刺激的一种反应形式，也是一种精神活动，与人的情感、情绪等心身需求有关。欲神是因承负外界的物质诱惑与认知自我区别之后所产生的自私之欲望，识神则会不断产生和控制人的情感和欲望。在正常的范围内，欲望也会转化为人的行为动力。但当"求之不得"的反馈逐渐增多时，识神就会在超出社会所规定的伦理道德范围外，作出试图达成欲望的行为。此时，人必须通过锻炼元神来制约欲神，因为元神是人自制力和理想思维的源头。在元神、识神和欲神三者的联系中，元神为本，识神为表现，欲神是情志泛滥、虚妄放纵的源头。识神的正确运用，是"心"的范畴，欲神则应该选择理智和有所控制。而所说元神，遍布人身，无处不在，无处不有，无时不起着作用。因为其存在，人体组成的物质也不再是普通的物质，而具有了活性、灵性。在活性、灵性等的作用下，人体时刻都发生着变化，有着新结果出现。正因为如此，人才有了诸多生命整体性的内容存在。

综上所述，神主宰生命活动。元神存则有生命，元神败则人即死。得神则生，失神则死。识神，又称思虑之神，是后天之神。欲神，即情志活动，是人对外界刺激的一种反应形式，也是一种精神活动，与人的情感、情绪等心身需求有关。脑具有精神、意识、思维功能，为精神、意识、思维活动的枢纽。人的脑主精神意识的功能正常，则精神饱满，意识清楚，思维灵敏，记忆力强，语言清晰，情志正常。脑为元神之府，散动觉之气于筋而达百节，为周身连接之要领，而令之运动。人体在元神、识神与欲神的作用下，具备了生命的各项能力。无论是可以主动选择决断，还是非主动选择决断的，神都会对人体进行相应的调整、恢复。神对于外来的侵害，可以进行防御，有所对应地减少损害，或者免受损害，即使有了损害、损伤，神也会具备自身应变能力，从而启动自愈的能力以恢复健康。正因为神的这些能力的存在，医疗临床中才会有众多"奇迹"事例的发生。

第三节　"心"相关概念概述

中医心身医学"心"的范畴，亦包含人的心念、思想、意识、情志、欲望等，这些与"心"相关的内容对人的生理活动产生影响和作用，乃至造成内在病因，引发心身疾患。因此，在中医心身医学的理论研究与临床应用过程中，需将这些"心"之相关概念予以进一步阐述，进行细化区分，以更准确地应用于临床实践。

一、七情的表达

七情，指喜、怒、忧、思、悲、恐、惊等七种情志活动。喜、怒、忧、思、悲、恐、惊，作为情志活动，是人的精神意识对外界事物的反应；作为病因是指这些活动过于强烈、持久或失调，引起脏腑气血功能失调而致病。《素问·举痛论》曰："怒则气上，喜则气缓，悲则气消，恐则气下……惊则气乱……思则气结。"《素问·宣明五气篇》曰："精气并于心则喜，并于肺则悲，并于肝则忧，并于脾则畏，并于肾则恐，是为五并，虚而相并者也。"《素问·调经论》又曰："血有余则怒，不足则恐。"《素问·阴阳应象大论》有"怒伤肝""喜伤心""思伤脾""忧伤肺""恐伤肾"的记载。《灵枢·本神》曰："肝气虚则恐，实则怒。"人的情志活动，由脏腑精气应答外在环境因素的作用所产生，脏腑精气是情志活动产生的内在生理学基础。由于人体是以五脏为中心的有机整体，故情志活动与五脏精气的关系最为密切。五脏藏精，精化为气，气的运动应答外界环境而产生情志活动。因而五脏精气可产生相应的情志活动。五脏精气的盛衰及其藏泄运动的协调，气血运行的通畅，在情志的产生变化中发挥着基础性作用。若五脏精气阴阳出现虚实变化及功能紊乱，气血运行失调，则可出现情志的异常变化。

在情志活动的产生和变化中，心与肝发挥着更为重要的作用。心藏神且为五脏六腑之大主，主宰和调控着机体的一切生理机能和心理活动。各种情志活动的产生，都是在心神的统帅下，各脏腑精气阴阳协调作用的结果。各种环境因素作用于人体，能影响脏腑精气及其功能，也可影响心神，从而产生相应的情志活动。《类经·疾病类》载："故忧动于心则肺应，思动于心则脾应，怒动于心则肝应，恐动于心则肾应，此所以五志惟心所使也。"正常情志活动的产生依赖于五脏精气充盛及气血运行的畅达，而肝主疏泄，调畅气机，促进和调节气血运行，因而在调节情志活动，保持心情舒畅方面，肝发挥着重要作用。

当人七情外发的时候，扰乱气机。外因刺激诱发情志病变，首先扰乱五脏气机，导致气机逆乱，发生病变。当七情内发的时候，精气先虚。内因发生情志病变，是以脏、精、气、血失调，阴、阳亏虚，神气失藏，或郁邪内扰神气，而发生病变的。当七情发病的时候，首伤五脏，尤其是肝脏。在临床上，不同的情志发作，影响相应所属的不同脏腑。

七情作为病因引起的情志病表现出一定的临床特点。首先，在临床上有较强的反复性，如忧郁情绪，稍不如意，病即复发。并且七情发病，有着兼夹性，即七情的各项致病因素在发病过程中往往都很难截然分开，常是两种或两种以上情绪纠合在一起发病。另外，七情发病有周期性，与气候相关，有传变规律性等特点。最后，七情发病，经常是淫情交错，郁情不离。在人情绪不快时，往往导致气机郁滞发病，而在气机郁滞时，亦易扰乱五脏，导致五神不宁，发生情志病变，七情亦可与郁证同时发病为患。

二、六欲的兴动

在中国传统文化中，七情与六欲常常并称，即七情六欲，泛指人的各种欲望和感情。一般来说，七情是指喜、怒、忧、思、悲、恐、惊，主要为感情的表现或心理活动；六欲是指人的眼、耳、鼻、舌、身、意的生理需求或愿望。不同文献对七情六欲内容的记载有所不同，同时七情和六欲两者内容也存在着差别。

佛教著作《大智度论》认为六欲是指色欲、形貌欲、威仪姿态欲、言语音声欲、细滑欲和人相欲。佛家所说的六欲，是人虚妄的放纵，自然会对人形成很大的伤害，乃至影响到生活或者个人生命，佛家基本上把"六欲"定位于俗人对异性天生的六种欲望，也就是现代人常说的"情欲"。

《吕氏春秋·贵生》提出"六欲"的概念，即"所谓全生者，六欲皆得其宜者。"高诱注释六欲为"生、死、耳、目、口、鼻也"。可见六欲泛指人的生理需求或欲望。人要生存，追求活得有滋有味，有声有色，于是嘴要吃，舌要尝，眼要观，耳要听，鼻要闻，这些欲望与生俱来。现在人们将其概括为"见欲、听欲、香欲、味欲、触欲、意欲"总称六欲。一般指眼为见欲，贪恋于美色奇物；耳为听欲，贪恋于美音赞言；鼻为香欲，贪恋于香味；舌为味欲，贪恋于美食口快；身为触欲，贪恋于舒适享受；意为意欲，贪恋于声色、名利、恩爱。

中医心身医学认为七情会导致疾病的发生，而六欲不一定会导致疾病，但是往往六欲会令人苦恼，影响人的心情从而牵动七情过激，对人体脏腑气血活动产生相应的危害。孙思邈主张节欲而不禁欲，并且认为强制禁止人欲反而有悖于人体正常的生理需求，会损害健康。而贪欲过重，则会导致五劳虚损。因此，对待人的欲望，适度节制而不禁止，可以达到养生保健的目的。"勿汲汲于所欲，勿怀忿恨"，若汲汲于追求名利那么对人心身危害极大，为了维护人的心身健康，切不可对于名利过度贪求，否则会引起各种纷争，给自己带来严重的心理和生理负担，最终导致伤身损寿。

三、心念、思想与意识

《说文解字》释"念"为"常思也，从心今声"。从文字的构成来说，"今心"为念，今心者，今时之心，当下之心，即心动则生念。每个人都有一颗心，心的作用至关重要，它不只是人的主要脏器之一，而且主导着思想精神活动。故而以此形成区分，佛家将自然中的事物分为有情的众生与无情的众生。

有心的存在，才有了人的活动；有心的存在，才主导了人类的行为活动。于人而言，心理趋向的产生，就是念的产生。念的产生就是由心生成的动，这个动是必然的。有心则有动，无动不是心，所以心是物与动完美的结合。动即有念，所以念是从本有中生成的，不是从本有中产生的。

关于人心念起，有趋向于高级和低级的划分，这种划分在现今社会仍然还有现实意义，只是其内容在现代更丰富和完善，更适用于现代人的思维模式罢了。心念从开始划分之时，就有一个基本的标准用来判定是高级的、还是低级的。这个标准就是从本有产生出的能力开始，能力趋向于物的演化和变化就是低级的，能力趋向于动的演化和变化就是高级。对心念的趋向管理，决定了人类文明进化的层次和进程。从趋向的划分来说，有趋向于物的，即趋向于物欲，人与动物没有什么区别，属于低级的趋向。有趋向于动的，即趋向于创造、前进，人的灵动性逐渐地超越一般动物，从而不断进化，使得社会文明不断发展，这属于高级的趋向。当然，有人认为低级的也是动，那是不完全了解这里所说的"动"。在这里所使用的这个"动"，基本上可以说是人文的代名词了，它的成长历程就是人灵魂性的发展过程。也就是说，低级的趋向可以使人返祖，回到生命出发的本源；高级的趋向使人进步发展，可以达到文明的终极层次。可以说，由于高级的趋向占据主流，人类才有了文明史，也才有了人类的现在。心念的趋向，亦属于中医心身医学中"心"的范畴与研究内容。

关于思想与意识的内容，在中医基础理论中涉及较少，但在现代心理学的研究较多。现代心理学认为，人的思想是意识的主体，是在意识形态里进行的，意识的运动行为，是以某一问题为点的直线意识的运动形式。因此，人的思想本身即是意识运动形式的表达。思想有助于进行意识的引导，是思想直线运动形式的存在特征。可以说思与想是意识的发展行为。意识能力由先天自然条件而决定，思想力的基础是本身意识力，思想力由生命体后天的生活环境和本身意识能力所决定。人类的任何思想——思考所遵循的范式，都是从自己的认知格式中演化出来的。如同外在世界中物质的反应与变化最终必定会以某种的形态呈现出来一样，人在心智里运转的信息内容，也会以类似于外在物质形态之信息内容架构，被储存或传递。在心念思维中，经由思考之后，信息内容所凝结的架构或范式为思想。

现实中人的思想状况确实存在着差异，它不是同一化的。思想意识，依据不同的条件会产生不同的结果，人们应当正确认识到这种差异的存在。人不应因这种差异自卑气馁，要因其产生动力，努力有所作为，从差异中突破出来。天道酬勤，在一番努力之后必然出现新的差异，即能力差异、心理差异以及素质差异、格局差异等，这些差异有可能形成勤奋者脱颖而出的优势。

第四节　心理情志活动变化

中医学整体观认为人的心（神）和身（形）是一个统一的整体，随着生理状态和环境的改变，会引发心理活动产生相应变化；心理活动变化异常，又会导致内在脏腑气血运转失常进而引发疾病。在疾病的发展过程中，随着病情的变化程度，心理活动的变化也不同。

中医心身医学理论孕育于历史悠久的中华文化，深受中国古代哲学的影响，溯源于秦汉之际，在中医学与哲学理论相互融合的背景之下应运而生，体现了中国传统医学的整体观念，也是对中国传统医学理论的发挥和重要补充。中国历代哲学家在阐述对"心"的认识时，不乏对"性""情""志"的争论，不难看出历代哲学家们已认识到四者的关系，以及四者在变化过程之中所体现出的阶段性特点。

《黄帝内经》中已经对人的情志心理活动进行了分阶段的探讨。《灵枢·本神》云："心有所忆谓之意，意之所存谓之志，因志而存变谓之思，因思而远慕谓之虑，因虑而处物谓之智。"明代医家张景岳进一步解释"一念之生，心有所向而未定者，曰意""意已决而卓有所立者，曰志""意志虽定，而复有反复计度者，曰思""深思远慕，必生忧疑，曰虑""疑虑既生，而处得其善者，曰智"
（《类经·藏象类》）。

中国古代哲学典籍中对人心理活动的不同阶段也有相关记载，具有一定的借鉴意义。《明儒学案·忠端刘念台先生宗周》云："盈天地间皆物也，人其生而最灵者也。生气宅于虚故灵，而心气统也，生生之主也。其长醒而不昧者，思也，心之官也；致思而得者，虑也；虑之尽也，觉也；思而有见焉，识也；注识而流，想也；因感而动，念也；动之微而有主者，意也，心官之真宅也；主而不迁，志也；生机之自然而不容已者，欲也；欲之纵，过也；甚焉，恶也；而其无过不及者，理也，其理则谓之性，谓之天也。"由此可见，心的作用有着发展和变化的过程，在这个过程之中存在着阶段性。人在接触外在事物的时候，其内心变化是一个较为复杂的过程。首先，是对事物认识的产生，即对事物的感应、感知和认识的过程。当感应、感知和认识完成之后，会引发内在的反应和变化，即情的产生。在情产生之后，人会自发地对外在客观事物形成不同的心理和态度，然后在思维和考虑之下，确定自身的意志，即自觉地确定自己的目的，根据自己的目的来支配和调节行动。比如说，当看到与自己兴趣相合的事物之时，内在会产生高兴以及喜欢的情，之后想要得到这个事物，于是开始对这个事物进行追求，并在一定的努力之后完成了目标，那么这其中所涉及的心理活动以及外显行为，则属于人的意志范畴。

一、心生思想

"心"具有思虑的功能，是心理活动以及情志产生过程中的一个重要环节，并且对人的身体行动产生影响作用。

先秦文献中，"心"是思维器官，主意识、智慧。《孟子·告子上》曰："耳目之官不思，而蔽于物。物交物，则引之而已矣。心之官则思，思则得之，不思则不得也，此天之所以与我者。"其中指出"心"具有思考的功能。《管子》认为智慧产生于"心"，"心"主宰着耳目等感觉器官，负责接收耳目传送进来的外界事物。《管子·九守》提出"心贵智""以天下之心虑则无不知也"，意即心贵在于智慧，如果能够以天下之心来思虑的话就可以做到无所不知了，这样聪明就不会受到蒙蔽。《邓析子·转辞》云："心欲安静，虑欲深远。心安静则神策生，虑深远则计谋成。心不欲躁，虑不欲浅。心躁、则精神滑，虑浅、则百事倾。"意即心安静下来，思虑即可以达于深远，深思熟虑之后可以形成正确的决策；反之心愈浮躁，思虑愈浅薄，则容易产生错误的决策。《韩非子·解老》则进一步指出："人有祸则心畏恐，心畏恐则行端直，行端直则思虑熟，思虑熟则得事理。"意即人有祸患的时候就会内心畏惧恐慌，因为畏惧祸患而自觉地约束和端正自己的言行，端正言行之时可以进行成熟的思虑过程，然后在较完善的思虑之后明白事情真实的道理。

《荀子·天论》称五官为"天官"，认为"耳、目、鼻、口、形，能各有接而不相能也"，还指出"心居中虚，以治五官"。意即耳、目、鼻、口、形等感官天生具备，即人天生具有闻、视、言、触的功能，而心居于中，是五官的主宰。五官可以接触外在事物传导于心，然后由心进行思考、识别与判断，甚至产生喜欢或者厌恶的情绪，继而再由心主导五官有选择性地对外学习与接触。《尸子·贵言》曰："目之所美，心以为不义，弗敢视也。"意为如果心识别事物为不善的事物，那即便是美的事物，眼睛也不敢看。由此可知，心的感知、认知以及识别等功能对眼、耳、鼻、口、舌等具有主导和控制作用。《吕氏春秋·尊师》云："天生人也，而使其耳可以闻，不学，其闻不若聋……使其心可以知，不学，其知不若狂。"其中不但认识到"心"具有感知和识别的功能，还认识到"心"可以主导眼耳鼻口进行学习的过程，从而逐渐完善后天素质的培养。

二、性本内涵

人之性包括先天之性与后天之性。人天生具备之性，即先天之性，其不需要经过人为努力或者社会影响而自然形成。而后天之性则需要经过后天的学习以及教化过程逐渐养成，如人在后天成长成熟过程中所形成的个性、性格等，不同的后天成长环境可以塑造出不同的个性。

先秦至东汉的文献中已有"先天之性"和"后天之性"的类似阐述。《荀子·正名》曰："生之所以然者谓之性。性之和所生、精合感应、不事而自然谓之性。"《淮南子·原道训》曰："人生而静，天之性也。感而后动，性之害也。物至而神应，知之动也。知与物接而好憎生焉，好憎成形而知诱于外。"由此可见，人天性宁静，感知外物之后有了动机，而与外物接触之时会产生出好与憎的不同心理，那么由此验证人之天性本来没有好与恶的区分，但是随着心对外界的感知与识别，则会产生出好与憎的不同情绪。《孟子·尽心下》云："口之于味也，目之于色也，耳之于声也，鼻之于臭也，四肢之于安佚也，性也。"意即口、目、耳、鼻、身等基本的生理欲求是出于本性的。《吕氏春秋·仲夏纪》曰："生也者，其身固静，感而后知，或使之也。遂而不返，制乎嗜欲；制乎嗜欲无穷，则必失其天矣。且夫嗜欲无穷，则必有贪鄙悖乱之心、淫佚奸诈之事矣。"意即人之本性天生是清静的，感受到外物而后形成知觉，那么如果放纵其心而不约束，就会被嗜欲所牵制，嗜欲无穷则必然危害身心，并且产生贪婪、卑鄙、犯上作乱的思想，做出淫邪放纵，奸佞欺诈的事情。《文子·道原》曰："夫人从欲失性，动未尝正也，以治国则乱，以治身则秽……人之性欲平，嗜欲害之。"也说明人之本性处于最自然的状态之下是不分善恶的，但是在个人嗜欲的情况之下就有了善恶的区分。因为嗜欲而使心性变得邪秽污浊，所以贪欲的放纵会使本性受到蒙蔽，从而导致狂乱而失去理智。因此，若不加控制，本欲则会进一步膨胀而产生贪欲，放纵之后就会对人性产生蒙蔽和扭曲的作用。中国传统养生文化重视治身养性，实际上就是通过节制自身的欲望，从而保持心性平和，精气内守。正如《吕氏春秋·孟春纪》所云："是故圣人之于声色滋味也，利于性则取之，害于性则舍之，此全性之道也。"即圣贤之人对于声色滋味，懂得取舍之道，不沉溺于声色欲望之中，从而养护保全性命。唐代药王孙思邈在《千金翼方·即居》中也指出如果"知进而不知退，知得而不知丧，嗜欲煎其内，权位牵其外"，则会造成"内热之损"，由此产生心身疾病。

三、情动外发

现代心理学认为，情绪是多种成分的复合过程，包括内在体验、外显行为和生理激活等三个过程阶段。"内在体验"是情绪的心理实体；"外显行为"是指言行等行为表现；"生理激活"则为唤起一系列生理学改变后所表现出来的血压、心率等躯体性应激反应。情绪应激可引起心理性、躯体性和行为性的反应。

情，有情感、情绪之义。现代心理学认为，情感和情绪是人对客观事物态度的体验，是人的需要是否获得满足的反映，其中由生理需要是否获得满足所引起的较低级的、简单的体验称为情绪，由社会性需要是否满足所引起的高级且复杂的体验称为情感。由此可见，"情志"一词，不单纯指"情"（情绪、情感），而是包含"情、知"等在内的以"情"为主的一系列心理活动的总称。

《说文解字》释"情"为"人之阴气有欲者"，认为情的产生，是人体阴气出现动机之后的反应。荀子认为情是与生俱来的自然本能。《荀子·正名》指出"性之好恶喜怒哀乐，谓之情"，强调人在应对外在事物的时候而自然产生的内在的变化即为情。《礼记·礼运》中说："何谓人情？喜怒哀惧爱恶欲七者，弗学而能。"孙希旦在《礼记·集解注疏》曰："情虽有七，而喜也，爱也，皆欲之别也，怒也，哀也，惧也，皆恶之别也。故情七而欲恶可以该之。故曰欲恶人之大端也。"即情有着不同的分类，将人在应对外在事物产生的自然变化进行了分类说明，其中，喜、爱等属于接触外在事物时符合心理趋向所产生，而相对来说，怒、哀、惧等，是接触外在事物时违背心理趋向所产生的情绪反应。

四、志向作为

《心理学大辞典》中提出："意志是个体自觉地确定目的，并根据目的调节支配自身的行动，克服困难，实现预定目标的心理过程。""志"不属于人的先天本能，非自然本性的反应，而是在人之本性的基础上，接受到后天的教育，形成一定的思想趋向，又在与外在事物相合之时产生出来的意愿、志向等，由此可以引导外在的行动。内在之志，通过提供行为的动力，使人为了目标而努力，最后实现达到目标。所以，"志"不仅仅是情绪应激之下产生的躯体性反应，而且是对明确目标进行的有方向性的努力行动。

"志"是心意存留下来而形成的心理趋向，可称之为志向。《说文解字》释解为"志，意也"。《左传·昭公二十五年》记载："民有好恶喜怒哀乐……是故审则宜类，以制六志。"杜预注曰："为礼仪制好恶喜怒哀乐六志，使不过节。"《礼记》对"志"的认识是高于情的，认为志是在自然本能、本性之上，受到礼乐思想的影响而形成的意向。志能够制约人的行为，引导人向善、向正发展。志是"礼"所规定主导的人的价值指向，也正是郭店楚墓竹简《性自命出》所讨论的"定志"的问题。由此可知，先秦时期对"志"的认知，属于后天教化道德的范畴，而不是与生俱来的自然天性。《荀子·解蔽》认为"人生而有知，知而有志"。也说明了"志"是在"知"的基础上形成的，"知"不仅仅包括先天本性的认知，更有着经过后天学习中接受的认识。《灵枢·本神》中提到"意之所存谓之志"。可见，志是行动之前产生的有理性的心理活动。志，有着志向和意志的含义。志向是在外在事物的影响下内心有念动，心念存留下来形成心意，心意演化为志向，则形成了对于某些目标的追求，进而引导外在行动上的具体实施。此外，还有着心志一说。心志，即人的心理情绪活动对人的言语、行动有着主导作用。综上所述，志是连接内在心理活动与外在行为活动的一个桥梁，起到衔接的作用。

五、心性情志的活动联系

古代哲学著作中记载了心、性、情、志四者的变化关系。《荀子·正名》曰："情然而心为之择谓之虑，心虑而能为之动谓之伪……性者，天之就也；情者，性之质也；欲者，情之应也。以所欲为可得而求之，情志所必不免也。"《关尹子·五鉴》曰："情生于心，心生于性。情波也，心流也，性水也。"《潜夫论·德化》曰："民有性，有情，有化，有俗。情性者，心也，本也。化俗者，行也，末也。末生于本，行起于心。"到北宋，著名理学家张载提出了"心统性情"之说，而程颐则进一步提出了"心有体用"之论。南宋哲学家朱熹将张载、程颐的学术思想融合，明确地把"心之体"称为"性"，把"心之用"称为"情"，而心则贯通二者，统摄性情。朱熹的"心统性情"思想主要有两层含义：一是心兼性情；二是心主宰性情。心统性情，偏重于功能，指心以知觉功能统领性情，实现性情。心的主要功能体现在知觉思虑上，即先有知觉思虑，随之将"性""情""志"表现出来。而知觉思虑是人人都有的功能，具有普遍性，由此统领的"性""情""志"则是具有的个体化的差别，即在普遍的知觉之后每个人会出现不同的"性""情"的变化，在"性""情"的变化之后内心之中会有明确的意志趋向，即"志"的形成。

情与志的联系最为密切，且对于疾病的病因起着主要的影响作用。"情"积聚于内，引起体内气机不调，多有气滞、血瘀、痰凝等郁证的症状出现。"志"多表现于外，针对人或者事情表达出自己的意向、理想等以征求他人的认可，甚至为了目标的完成会有一些过激行为的出现，多有气虚、气乱等症状。从心理疾病来说，"情"郁结于内，则更容易导致抑郁症或者癫狂症的出现，而如果是由"志"向外有了进一步的发泄，则是对内里心理障碍的进一步缓解，这对于心理问题的解决有着积极的辅助作用。情与志，在人的心身活动之中对应着不同的变化过程和发展阶段。其中情主发于内，志趋向于外，由此对人心身产生不同的影响。情是内心兴动的源头，而志是连接心念、情绪与外在行为活动的桥梁，也是情的进一步深入和发展。在人体疾病之中，情与志在疾病的发展和转归之中发挥了不同的作用，医者根据机体不同的症状对症处理，进行相应的心理治疗并配合药物治疗，从而辨证论治。

由上述可知，人以实体心为基础的活动有一个发展过程，在这个过程中可以分出心、性、情、志等不同的层次，并且各个层次之间存在着相互的联系。心主要有识别和思维的功能，用于感受、认知外在的事物，并且可以进行思考、考虑；性即一个人的本性和个性，既具备先天本性，又具备后天逐步培养起来的个性；情则为情绪、情感体验，是在心的识别和认知外在事物之后，刺激内在的性而产生的对外的情绪情感体验，有着喜、恶、爱、憎的分别；志则是一个人的志向，行为的趋向，属于在心、性、情等活动之后进一步激发出来的行为趋向。如果思虑过度，则表现为心神不安，情绪内伤，继而损伤内在五脏精气；如果贪欲不能自制，嗜欲成性，不仅由于纵欲会耗伤身体精气，而且会导致情绪出现逆乱。在"志"而言，若一个人已经形成了不良的志向，则说明在"心、性、情"的过程中出现不良的欲望追求时，不但没有受到有效控制，反而任由其落实到个人的实践行动中，形成了个人比较不稳定的心理趋向，这种不良的心理趋向发展下去会导致相应的不良行为趋向。而不良的行为又会继续动摇本性，使得心思更不良，心境恶化，情绪欲望等则更加无法自制，由此进一步加重心身病证。

第五节　心的调摄与养护

　　人生于宇宙天地自然之间，属于宇宙天地自然中的一部分，人体生命附带有宇宙天地自然中的诸多内容与特点。人的生存与发展，有赖于使用宇宙天地自然之间的物质并且要顺应其运动变化规律。但由于人在自身主观念及意愿驱动下进行发展的缘故，从而产生心念与现实的分离和不调，以至形成疾病产生的条件。为了预防疾病的产生，减缓疾病的恶化，促进患者早日康复，在宇宙天地自然的大环境中注重对心的调摄与养护十分必要的。

　　中国传统养生文化中"养心"的思想和方法，其核心在于精神调摄内守、顺应自然规律、保养自身正气。古代医家通过心身一体理论的运用，在预防疾病和调养保健中积累了丰富的经验，并且提出以遵循自然规律为调养的原则。即人们在心身养生和调护过程中，应注重德行、品德的培养以及善良性格的形成；在生活中养成良好的生活习惯，倡导节制欲望和避免不良的情绪，以免伤及五脏精气；不过度贪求外在的名利，以有效减轻心身负担等，这些都是积极预防心身疾病的有效途径。

一、顺应自然养生

　　《道德经·二十五章》曰："故道大，天大，地大，人亦大。域中有四大，而人居其一焉。"荀子更进一步指出："水火有气而无生，草木有生而无知，禽兽有知而无义，人有生有知亦且有义，故最为天下贵也。"（《荀子·王制》）"有义"，指思想行为符合一定的标准，这是人类所特有的，所以人"最为天下贵"。《素问·宝命全形论》亦说："天覆地载，万物悉备，莫贵于人。"

　　道教经典《太平经》反复论及重命养身、乐生恶死的主张。《太平经》指出"人居天地之间，人人得壹生，不得重生也"，所以要珍惜生命；"人最善者，莫若常欲乐生",为此又提出了"自爱自好"的养生说;"人欲去凶而远害,得长寿者,本当保知自爱自好自亲,以此自养,乃可无凶害也"。只有通过自我养护和锻炼,才能得到长寿,这是一种积极的养生观念。这些内容与那种将生死寿夭归结为"天命"的观点比较起来,充满了可贵的奋斗精神,为中国养生学的产生、发展提供了良好的基础。道家很多经典著作中,都提出以修身养性、延年益寿为第一要旨的思想,正是在这一思想基础上,提出了中国古代养生史上一个响亮的口号——"我命在我不在天"(《抱朴子内篇·黄白》)。这一口号强调生命之存亡、年寿之长短,不是决定于天命,而是取决于自身,包含着一种积极主动的人生态度,在养生史上产生了巨大的影响和深远的意义。后世的养生家在这种充分发挥人的主观能动性,以主动进取的精神去探索和追求人类的健康长寿,争取把握自身生命自由的思想影响下,多方采撷、创造了许多养生方术,如食养、服气、外丹、内丹、房中术等。尽管这些方术有时使人走入歧途,但也为探索延年益寿积累了一定的经验。以人为核心的生态观念,有一个鲜明的思想特征,即事实上人不仅可以认识自然,更可以利用、改造、保护自然,建立起更加有利于健康长寿的自然环境,造福于人类。

中医养生在"生气通天"的观念指导下,把人体看成与天相应相通,精、气、神三位一体的,以五脏为核心的有机整体。人的生命活动与天地大自然密切联系在一起,天地、四时、万物对人的生命活动都会产生影响,使人体产生生理或病理的反应。在自然界的大系统中,要达到自身平衡,首先是顺应自然规律,利用各种自然中的有利条件为人体生命服务。

顺应自然包括两方面的内容。一是遵循自然界正常的变化规律,二是慎防异常自然变化的影响。顺应四时气候变化规律,是养生保健的重要环节。故《灵枢·本神》指出:"智者之养生也,必顺四时而适寒暑,和喜怒而安居处,节阴阳而调刚柔,如是僻邪不至,长生久视。"《吕氏春秋·尽数》亦指出:"天生阴阳寒暑燥湿,四时之化,万物之变,莫不为利,莫不为害。圣人察阴阳之宜,辨万物之利,以便生,故精神安乎形,而寿长焉。"如此说明,顺应自然规律并非被动地适应,而应采取积极主动的态度,掌握自然变化的规律,以期防御外邪的侵袭。因此,中医养生学的"天人相应"观体现了以人为中心的环境观念和生态观念的思想。其一方面强调适应自然,另一方面则强调天人相分,从而在自然中突出人的主观能动作用。

二、顺应四气调神

人生于天地宇宙自然之中，一切生命活动与大自然息息相关。人与自然具有相通、相应的关系，不论四时气候，昼夜晨昏，还是日月运行，地理环境，各种变化都会对人体产生影响。自然界四时气候变化对生物和人体的影响是最大的，而且是多方面的。

《素问》记载有"四气调神"之论，其中阐释了人的情志变化与四时四气变化密切相关。《黄帝内经素问直解》指出"四气调神者，随春夏秋冬四时之气，调肝心脾肺肾五脏之神志也"。说明，调摄精神，需遵照自然界生长收藏的变化规律，才能达到阴阳的相对平衡。

《素问·生气通天论》曰："苍天之气，清静则志意治，顺之则阳气固，虽有贼邪，弗能害也，此因时之序。"意即人处于自然环境之中，精神内守而清静，符合自然而作息，志意能够调达而不乱，从而适宜天地自然界的阴阳变化，则可以使阳气充实，即便有贼风邪气，也不能侵害人体。

《素问·四气调神大论》曰："春三月，此谓发陈。天地俱生，万物以荣，夜卧早起，广步于庭，被发缓形，以使志生；生而勿杀，予而勿夺，赏而勿罚，此春气之应，养生之道也。逆之则伤肝，夏为寒变，奉长者少。"春季在一年四季之中属于阳气初始兴动逐渐生发的季节，在经历冬季收藏涵养的过程之后，此时阳气逐渐升起，大自然形成生机盎然之势，天地之间富有生气，自然万物欣欣向荣。在四气之中，春气为少阳之气，在人体则对应肝脏。处于春季之中，要顺应春气的规律，作息上早睡早起，在宽敞的环境中进行适量的运动，适当穿着宽松的衣服以舒缓形体，使得气血流畅，适应春季阳气上升的变化。通过作息的调整，运动的调节以及衣着的配合等方式，从而达到"以使志生"，意即使人内心之中情志逐渐得到抒发和畅达，做到心胸开阔、愉快放松、积极向上的精神状态。在放松愉悦、心胸开阔的精神状态之下，人可以保持心身积极向上，从而适应春气生机变化，以保证肝气调达，脏腑气血通畅。反之，如果因为争夺、得失、杀伐、刑罚等影响了内在的精神情志，比如因为打击而情志低落郁结或者因为生活负性事件而愁忧不解等等，会使得人内在精神情志失去正常舒展的状态，故而使肝脏无法迎合和适应春气生发的变化，就会导致肝脏受损，少阳之气受损，待至夏季之时发生寒变之证。

"夏三月，此谓蕃秀。天地气交，万物华实，夜卧早起，无厌于日，使志无怒，使华英成秀，使气得泄，若所爱在外，此夏气之应，养长之道也。逆之则伤心，秋为痎疟，奉收者少，冬至重病。"（《素问·四气调神大论》）夏三月，草木繁衍茂盛，自然界中天地阳气生长而逐渐达至旺盛。在四季之中，夏气属于老阳之气，在人体对应心脏。此时，人体生命活动也需要顺应夏季阳气充盛的特点。在人体之中，心脏与夏季相应。然而，夏季暑热当令，极易耗伤气阴，暑为阳邪，可内扰心神，从而引发心神不宁、急躁易怒等不良情绪，甚至心神浮越，阳气不固，则更加容易使暑热之邪直犯脏腑。因此，在顺应夏气的过程中，需要注意"使志无怒"，保持心态平和淡定，精神宁静，则血脉畅通，腠理开泄有度，在平和宁静的精神状态之下，达到保养心气，固护心阳的效果。如果违背了这个规律，精神的不安影响到腠理的开泄和血脉畅通，甚则受到外在暑热之邪的侵犯，最终会伤及心气。夏三月，心脏没有得到调养生息，则形成脏腑内损，待到秋季之时会发生痎疟之症。夏季可以进行适度运动，有助于调节精神情志的波动，但以汗后神清气爽为宜，应选择太极拳等柔和的运动方式。太极拳通过"松""静""自然"调节精神，练习时要求进入无忧无虑、无我无他的怡闲境地，故可消除心理疲劳，使人感到心情舒畅，排除消极情绪，脱离病态心理。

　　"秋三月，此谓容平。天气以急，地气以明，早卧早起，与鸡俱兴，使志安宁，以缓秋刑，收敛神气，使秋气平，无外其志，使肺气清，此秋气之应，养收之道也。逆之则伤肺，冬为飧泄，奉藏者少。"（《素问·四气调神大论》）秋季之时，万物成熟，天高气爽，气候逐渐转寒，天地之间阳气渐收，阴气渐长，对于人体生命活动过程来说也到了阳消阴长的时期。秋季有阴气渐盛而阳气渐藏的季节特点，人体的阴阳之气也随之变动，因此在顺应秋气的过程中，需要收敛神气，神气固守，方可减少秋天肃杀之气的影响。在生活中，人们应使自身不被名利所困扰，不为得失而执着，即保持乐观开朗，心志清静安宁的状态，从而有利于保持内脏肺气的清肃功能，帮助机体达到阳气逐渐收敛内藏的过程。以此，为冬藏的到来而做好充足的准备。老年人可选择五禽戏、太极拳、六字诀、八段锦等调息养神，刚柔相济，形与神和；中青年人可跑步、打球、爬山、洗冷水浴、游泳等，激发人体自身的阴阳气血，从而达到心身康泰之功效。在人体之中，肺脏与秋季相应，肺在志为忧，适度的忧志，不会影响肺气的清肃，但是，如果忧伤不解，甚至悲忧过度等负面情绪出现，则会阻碍内在气机升降，使得肺气不降，清肃失司，则不能合于秋季阳机收藏的变化特点。由此，导致肺气受损，待到冬天之时收藏不足，发为飧泻之症。张介宾云："有秋冬不能养阴者，每因纵欲过热，伤此阴气，以致春夏多患火证，此阳胜之为病也。"（《类经·摄生类》）意即若因内心纵欲无度，产生内热，耗损阴气，秋季无法养阴，待到春夏之时多发火热之症。

"冬三月，此谓闭藏。水冰地坼，无扰乎阳，早卧晚起，必待日光，使志若伏若匿，若有私意，若已有得，去寒就温，无泄皮肤，使气亟夺，此冬气之应，养藏之道也。逆之则伤肾，春为痿厥，奉生者少。"（《素问·四气调神大论》）冬天属水，主敛藏，在人体对应肾脏。处于冬季之时，自然界草木凋零、气候寒冷，此时阳藏而阴盛，万物闭藏。人体生命活动也应收敛而不妄动，似万物蛰伏，如心怀远大的志向，默默蓄满希望，淡泊以明志，不恃才傲物，不引功自居，忌妄耗神气，保持心境的平和，使气血冲和。冬季以阴气盛而阳气潜藏为特点，人体阳气一日之中的出入消长运动也随之变化，此时应早睡晚起，规律作息有利于心神安定，神志伏匿，不进行过分劳碌和活动，通过充足的休养生息而保证精神的安宁内守。在学习和工作中，劳逸结合，张弛有度，减少过度的思虑和烦劳。与此同时，还需要清心少欲，避免因为贪欲的放任而影响心神的清静。由于冬季的严寒气候，人们大多数深居室内而外出较少，在一定程度上，精神情志过于沉寂而缺少舒展，会引发相应的心身不调，所以可选择适当的运动方式，如选择相对温暖、阳光充足的上午，走出狭小的卧室，来到较为宽阔的广场或者公园中散步、舒展筋骨，这会对内在的精神情志起到较好的调节作用。

三、心性情志的养护

唐代药王孙思邈对于心性情志的养护方法，有详细的阐述。《备急千金要方》辟有专卷以论养性之道："夫养性者，欲所习以成性，性自为善，不习无不利也。性既自善，内外百病皆悉不生，祸乱灾害亦无由作，此养性之大经也。善养性者，则治未病之病，是其义也。故养性者，不但饵药飧霞，其在兼于百行。百行周备，虽绝药饵足以遐年。德行不克，纵服玉液金丹未能延寿。……嵇康曰：养生有五难。名利不去为一难；喜怒不除为二难；声色不去为三难；滋味不绝为四难；神虑精散为五难。五者必存，虽心希难老，口诵至言，咀嚼英华，呼吸太阳，不能不迥其操不夭其年也。五者无于胸中，则信顺日跻，道德日全，不祈善而有福，不求寿而自延。此养生之大旨也。"我们现实生活中遇到的很多问题，大多与不能自觉控制自己的欲望有关，所以品德修养不仅仅是个人问题，更是一个备受关注的社会问题。我们身处一个物欲横流的时代，该如何抵御来自各方面的诱惑呢？愿药王的养性之论仍能让我们萦怀于心或似警钟长鸣。

《儒门事亲·三消之说当从火断》云："下之调之，而不减滋味，不戒嗜欲，不节喜怒，病已而复作。"就强调在心身养护的阶段中需要做到戒欲，节制喜怒，不妄作劳，以待机体正气逐渐恢复，脏腑气血阴阳趋于冲和，心身状态逐渐达到协调统一。

《理虚元鉴·知节》云："虚劳之人，其性情多有偏重之处。"其中提出了虚劳之人，性情多有偏重而不能平和守中，如性情放荡之人，需要注意节制欲望，减少嗜欲从而养护精气不失；性情易于滞涩而不宣化者，需要节制烦恼而养护心神；性情容易激动而不善平常者，需节制愤怒而养护肝脏；性情偏浮躁而缺少冷静之人，需要注意减少行为妄动而涵养气力；性格偏于琐屑而心胸不够宽广的人，则需要减少思虑，节制心念思想从而养心；而性善慈悲，易于留住的人，需要注意减少悲哀情绪的产生以养护肺脏。

综上所述，中医心身医学中"心"的作用，在人与自然的共存以及疾病的预防、治疗、康复上有着主宰的作用。犹如一个国家的君主一样，思想意识的抉择关系到举国上下的安危。清明公正，就可以使国家平安无事；浑噩糊涂，就会使国家混乱动荡，甚至出现灾难。所以，心的调摄养护，对人体健康维护以及疾病康复有着十分重要的作用。生活于自然界中的人类个体，应该遵循自然规律，思想抉择符合宇宙天地自然的法则，才可以有效避免灾害的发生，避免疾病条件的产生。同样，在疾病治疗中，也应注意相关环境因素对疾病的影响，以期达到对心身的最佳防护。

第三章 中医心身医学"身"的含义与涵盖范畴

　　人体是一个以心为主宰，五脏为中心的有机整体，由心、肝、脾、肺、肾等五脏，小肠、胆、大肠、胃、膀胱、三焦等六腑，脉、筋、皮、肉、骨等五体，以及眼、耳、鼻、舌、口、前阴和肛门等诸窍共同组成，通过全身经络进行联系。人身体的构成特点，是根据人在宇宙天地自然中生存、生活、发展等内容相应而成的。外表的有毛发皮肤，深入的有肌肉筋腱，形成了人体的表层。肌肉筋腱之内是骨骼，是比较坚硬的，外出四肢可以支撑身体，内成腔体可以容纳五脏六腑。机体的这些组成部分，都有其存在的作用，综合一体便可以支持人正常的生存、生活和发展等诸多活动的需要。

　　《黄帝内经》是古人通过人与自然天人合一的认知方法，结合人体与自然现象规律，解析人体生命结构和功能而得以形成体系的中医著作，其中对人体脏、腑以及奇恒之腑的生理结构与功能记载的较为详细。在古代没有先进的科学技术和设备的情况下，古人对人的身体却有着深入的认知。可以说，古人对人身体的认知是从生命的本源开始，从而揭开了生命内在的本质。本章介绍中医心身医学之"身"的含义与涵盖范畴，主要介绍五脏六腑和奇恒之腑的生理结构与功能，并且在此基础上说明脏腑整体生理活动，以及血、精、气、津液的生成和代谢过程。

第一节 脏的生理结构与功能

　　"藏象"一词，首见于《素问·六节藏象论》。藏，指藏于体内的脏器。象，其义有二，一指脏腑的解剖形态，"象者，像也。论脏腑之形象，以应天地之阴阳也"（《黄帝内经素问集注·六节藏象论篇第九》）；二指脏腑的生理病理表现于外的征象。人体是以心、肝、脾、肺、肾等五脏为中心，以胆、胃、大肠、小肠、膀胱、三焦等六腑相配合，以气、血、精、津液等为物质基础，通过经络向内联系五脏六腑，向外联系形体官窍所构成的五脏功能活动系统。这五脏功能活动系统不仅受天地四时阴阳的影响，同时互相之间也紧密联系，从而使人体的整体与局部、局部与局部，以及人体与外界环境之间成为一个有机联系的整体。

一、心脏

此部分内容在上一章节已有论述，故此处略。

二、肺脏

(一) 生理结构

在胸腔中，左右各一，在膈膜之上，上连气道，喉为门户，覆盖着其他脏腑，是五脏六腑中位置最高者，故称"华盖"，为五脏之长。肺脏为白色分叶，质地疏松含气的器官，故称为清虚之脏。

(二) 生理功能

肺脏的生理功能主要有主气、行水、治节三个方面。

肺主气，包括主呼吸之气和主一身之气两个方面。肺主呼吸之气是指肺通过呼吸运动，吸入自然界的清气，呼出体内的浊气，实现人体内外气体交换的功能，亦实现人体之气与自然之气的相通。"一呼一吸，与天气相通，体极轻虚，用主肃降，肺固人之天也"（《医原·人身一小天地论》）。人体通过肺脏不断地呼浊吸清，吐故纳新，促进气的生成，调节着气的升、降、出、入等运动，从而保证了人体新陈代谢的正常进行。所以说："肺叶白莹，谓之华盖，以覆诸脏。虚如蜂窠，下无透窍，吸之则满，呼之则虚，一呼一吸，消息自然。司清浊之运化，为人身之橐籥。"（《医宗必读·改正内景脏腑图》）肺主一身之气是指肺有主持、调节全身各脏腑之气的作用，即肺通过呼吸参与气的生成，有调节气机的作用。"人身之气，禀命于肺，肺气清肃则周身之气莫不服从而顺行"（《医门法律·肺痈肺痿门》）。"肺藏魄，属金，总摄一身之气"（《周氏医学丛书·脏腑标本药式》）。人身之气均为肺所主，所以说："诸气者，皆属于肺。"（《素问·五脏生成论》）"肺主一身之气"（《脉诀汇辨·卷二》）。综上所述，肺主一身之气的生理功能体现在气的生成和对一身气机的调节作用。

肺主行水，是指肺的宣发和肃降对体内水液输布、运行和排泄的疏通与调节作用。由于肺为华盖，其位最高，参与调节体内水液代谢，所以说："肺为水之

上源，肺气行则水行。"（《血证论·肿胀》）

肺为华盖，在体腔中位居最高，有覆盖诸脏的作用，不仅可以调节水液代谢，且又主一身之表，为脏腑之外卫，具有保护诸脏、抵御外邪的作用。故称肺为华盖。华盖之意即肺位高居，犹如伞盖保护位居其下的脏腑。他脏之寒热病变，亦常波及于肺，以其不耐寒热，易于受邪，"清肃之体，性主乎降，又为娇脏，不耐邪侵，凡六淫之气，一有所着，即能致病。"（《临证指南医案·肺痹》）故《不居集·屡散成劳》提出："肺为娇脏，所主皮毛，最易受邪，不行表散，则邪留而不去。"《理虚元鉴·劳嗽症论》亦称："肺气一伤，百病蜂起，风则喘，痰则嗽，火则咳，血则咯，以清虚之脏，纤芥不容，难护易伤故也。"肺位最高，邪必先伤，肺叶娇嫩，不耐邪侵，其为清虚之脏，不容邪气所干；故无论外感、内伤或其他脏腑病变，皆可累及于肺而为病。

肺性喜清润，与秋季气候清肃、空气明润相通应。故肺气在秋季最旺盛，秋季也多见肺的病变。肺气旺于秋，肺与秋季、西方、燥、金、白色、辛味等有内在的联系。如秋金之时，燥气当令，此时燥邪极易侵犯人体而耗伤肺之阴津，出现干咳，皮肤和口鼻干燥等症状；又如风寒束表，侵袭肺卫，出现恶寒发热，头项强痛，脉浮等外感表证时，用麻黄、桂枝等辛散解表之药，使肌表之邪从汗而解。

肺主治节，所谓治节即治理、调节之意。肺主治节是指肺具有辅助心脏治理调节全身气、血、津液及脏腑生理功能的作用。心为君主之官，为五脏六腑之大主。肺为相傅之官而主治节，正如"肺与心皆居膈上，位高近君，犹之宰辅"（《类经·藏象类》）。人体各脏腑组织功能活动之所以依着一定的规律活动，有赖于肺协助心来治理和调节。故曰："肺主气，气调则营卫脏腑无所不治。"（《类经·藏象类》）肺主治节的生理功能具体体现在调节气机、助心行血和宣发肃降等方面。

三、脾脏

（一）生理结构

脾位于腹腔上部，膈膜下面，在左季胁的深部，附于胃的背侧左上方，"脾与胃以膜相连"（《素问·太阴阳明论》）。脾是一个形如刀镰，扁平椭圆弯曲状器官，其色紫赤。中医文献记载脾的形象是"扁似马蹄"（《医学入门·脏腑》），"其色如马肝紫赤，其形如刀镰"（《医贯·内经十二官论》），"形如犬舌，状如鸡冠，生于胃下，横贴胃底，与第一腰骨相齐，头大向右至小肠，尾尖向左连脾肉边，中有一管斜入肠，名曰珑管"（《医纲总枢·脏腑》）。"扁似马蹄"是指脾而言，"形如刀镰""犬舌""鸡冠"是指胰而言。从脾的位置、形态看，可知藏象学说中的"脾"，作为解剖学单位就是现代解剖学中的脾和胰，但其生理功能又远非脾和胰所能囊括。

（二）生理功能

脾的生理功能主要有主运化、生血与统血、升清三个方面。

脾主运化，指脾具有将水谷化为精微，并将精微物质转输至全身各脏腑组织的功能，实际上就是脾对营养物质的消化、吸收和运输的功能。脾的运化功能，统而言之曰运化水谷，分而言之，则包括运化水谷和运化水液两个方面。在运化水谷的过程中，脾阳发挥了重要的作用。"人纳水谷，脾气化而上升"（《医学三字经·脏腑》），"脾以纯阴而含阳气，有阳则升，清阳上升，是以温暖而善消磨"（《四圣心源·精华滋生》），水谷入胃，全赖脾阳为之运化。如果脾运化水湿的功能失常，必然导致水液在体内的停滞，而产生水湿、痰饮等病理产物，故曰："诸湿肿满，皆属于脾。"

脾主生血，指脾有生血的功能，脾运化的水谷精微是生成血液的主要物质基础。张介宾说："血……源源而来，生化于脾。"（《景岳全书·血证》）故称脾为后天之本，气血生化之源。脾主统血，即脾气能够统摄周身血液，使之正常运行而不致溢于血脉之外。"脾统诸经之血"（《古今名医汇粹·诸血证》），"人五脏六腑之血，全赖脾气统摄"（《沈注金匮要略·卷十六》）。"脾统血者，则血随脾气流行之义也"（《医碥·血》）。脾之统血与脾阳也有密切关系。"脾统血，血之运行上下，全赖于脾。脾阳虚，则不能统血"（《血证论·脏腑病机论》）。

脾主升清，指脾具有将水谷精微等营养物质，吸收并上输于心、肺、头目，再通过心肺的作用化生气血，以营养全身，并维持人体内脏位置相对恒定的作用。这种运化功能的特点是以上升为主，故说"脾气主升"。脾宜升则健，"升"有下者上行，升浮向上之义。五脏各有升降，心肺在上，在上者宜降；肝肾在下，在下者宜升；脾胃居中，在中者能升能降。五脏气机升降相互作用，形成了机体升降出入气化活动的整体性，维持着气机升降出入的动态平衡。脾升胃降，为人体气机上下升降的枢纽。脾性主升，是指脾的气机运动形式以升为要。脾升则脾气健旺，生理功能正常，故曰："脾宜升则健。"（《临证指南医案·脾胃》）

从生理特性而言，脾喜燥恶湿。"太阴湿土，得阳始运；阳明燥土，得阴自安，此脾喜刚燥，胃喜柔润也"（《临证指南医案·脾胃》）。脾为太阴湿土之脏，胃为阳明燥土之腑。脾喜燥恶湿，与胃喜润恶燥相对而言。若脾虚不运则最易生湿，而湿邪过胜又最易困脾。脾气与长夏相应，脾主长夏，脾气旺于长夏，脾脏的生理功能活动，与长夏的阴阳变化相互通应。此外，脾与中央方位、湿、土、黄色、甘味等有内在联系。

四、肝脏

（一）生理结构

肝位于腹部，横膈之下，右胁下而稍偏左。"肝居膈下上着脊之九椎下"（《医宗必读·改正内景脏腑图》），说明中医学已正确地认识到了肝脏的部位是在右胁下右肾之上而稍偏左。肝为分叶脏器，左右分叶，其色紫赤。对于肝的分叶，中医文献虽有记载，但有许多不确切之处，《难经》就有"独有两叶"和"左三叶、右四叶，共七叶"之异。《难经集注·四十一难》称："肝者，据大叶言之，则是两叶也。若据小叶言之，则多叶矣。"其描述，接近于肝的表面分叶为左右两叶，内部分叶计五叶的解剖记载。

在中医学中还有"肝左肺右"之说，其始见于《黄帝内经》。《素问·刺禁论》曰："肝生于左，肺藏于右。"因左右为阴阳之道路，人生之气，阳从左升，阴从右降。肝属木，应春，位居东方，为阳生之始，主动、主升；肺属金，应秋，位居西方，为阴藏之初，主杀、主降。左为阳升，右为阴降。故肝体居右，而其气自左而升；肺居膈上而其气自右而降。肝为阳主升发，肺为阴主肃降。故从肝和肺的生理功能特点来说是"左肝右肺"。可见"左肝右肺"不是指解剖部位而言，而是指其功能特点而言。故张介宾说："肝木旺于东方而主发生，故其气生于左。肺金旺于西方而主收敛，故其气藏于右。"（《类经·针刺类》）

（二）生理功能

肝脏的生理功能主要有主疏泄、藏血两个方面。

肝主疏泄是指肝具有疏通的生理功能。《素问·五常政大论》提出："土疏泄，苍气达"，与土得木而达同义。朱丹溪首次明确地提出"司疏泄者，肝也"（《格致余论·阳有余阴不足论》）。肝主疏泄在人体生理活动中的主要作用是调畅气机和调节精神情志。

肝脏调畅气机对于促进人体消化吸收，维持周身气血运行，调节水液代谢，调节性与生殖，皆有着重要的生理作用。肝主疏泄是保持脾胃正常消化吸收的重要条件。肝对脾胃消化吸收功能的促进作用，是通过协调脾胃的气机升降和分泌排泄胆汁而实现的。肝主疏泄可以调畅气机进而能够维持周身气血运行，只有气机调畅，才能充分发挥心主血脉、肺助心行血、脾统摄血液的作用，从而保证气血的正常运行。所以肝气舒畅条达，血液才得以随之运行，藏泄适度。《风劳臌膈四大证治·中风》云："血随气行，周流不停"，意即肝主疏泄可以调节水液代谢。水液代谢的调节主要是由肺、脾、肾等脏腑共同完成的，但与肝也有密切关系。因肝主疏泄，能调畅三焦的气机，促进上、中、下三焦，肺、脾、肾三脏调节水液代谢的机能，即通过促进脾之运化水湿、肺之布散水津、肾之蒸化水液，以调节水液代谢。三焦为水液代谢的通道。"上焦不治，则水犯高源；中焦不治，则水留中脘；下焦不治，则水乱二便。三焦气治，则脉络通而水道利，故曰决渎之官"（《类经·藏象类》）。三焦这种司决渎的功能，实际上就是肺、脾、肾等调节水液功能的综合。肝主疏泄可以调节性与生殖，即调理冲任，调节精室等内容。

正常生理情况下，肝的疏泄功能正常，肝气升发，既不亢奋，也不抑郁，舒畅条达，则人就能较好地协调自身的精神情志活动，表现为精神愉快，心情舒畅，理智清朗，思维灵敏，气和志达，血气和平。若肝失疏泄，则易引起人的精神情志活动异常。疏泄不及，则表现为抑郁寡欢、多愁善虑等。疏泄太过，则表现为烦躁易怒、头胀头痛、面红目赤等。

肝藏血是指肝脏具有贮藏血液、防止出血和调节血量的功能，故有肝主血海之称。

从生理特性上，肝喜条达，条达有舒展、条畅、通达之意，恶抑郁，抑郁有遏止、阻滞之意。肝为风木之脏，肝气升发，喜条达而恶抑郁。肝气宜保持柔和舒畅，具有升发条达的特性，才能维持其正常的生理功能，宛如春天的树木生长那样条达舒畅，充满生机。"肝属木，木气冲和发达，不致遏郁，则血脉得畅"（《血证论·脏腑病机论》）。肝脏具有刚强之性，其气急而动，易亢易逆，故被喻为"将军之官"。肝为刚脏，以血为体，以气为用，体阴而用阳。肝为藏血之脏，血属阴，故肝体为阴；肝主疏泄，性喜条达，内寄相火，主升主动，故肝用为阳。肝体阴用阳，实际上概括了肝的形体结构与生理功能的关系，也揭示了肝脏的生理及病理变化的主要特征。

肝气与春气相应，与东方、风、木、春季、青色、酸味等有着一定的内在联系。春季为一年之始，阳气始生，万物以荣，气候温暖多风。天人相应，同气相求，在人体则与肝相应。故肝气在春季最旺盛，反应最强，而在春季也多见肝之病变。

五、肾脏

(一) 生理结构

肾脏位于腰部脊柱两侧，左右各一，右微下，左微上。"肾两枚，附脊第十四椎。"（《类证治裁·卷之首》）肾有两枚，外形椭圆弯曲，状如豇豆。"肾有二，精之居也，生于脊齐十四椎下，两旁各一寸五分，形如豇豆，相并而曲附于脊外，有黄脂包裹，里白外黑。"（《医贯·内经十二官论》）

肾有附属命门，命门的位置，历来有不少争论，归纳起来有以下四种。其一，左肾右命门说。肾有二枚，左肾为肾，右肾为命门之说，始自《难经》。"肾两者，非皆肾也，其左者为肾，右者为命门"（《难经·三十六难》）。自此以后，晋代王叔和《脉经》，宋代陈无择《三因方》、严用和《济生方》，明代李梴《医学入门》等均遵此说。其二，两肾总号命门说。明代虞抟否定左为肾右为命门之说，明确指出"两肾总号为命门"，谓："夫两肾固为真元之根本，性命之所关，虽为水脏，而实为相火寓乎其中，愚意当以两肾总号命门。"（《医学正传·医学或问》）张介宾认为"肾两者，坎外之偶也；命门一者，坎中之奇也。以一统两，两而包一。是命门总乎两肾，而两肾皆属于命门。故命门者，为水火之府，为阴阳之宅，为精气之海，为死生之窦"（《类经附翼·求正录》）。这一学说认为两肾俱为命门，并非在肾之外另有一个命门。其三，两肾之间为命门说。以命门独立于两肾之外，位于两肾之间，实以明代赵献可为首倡。他根据《素问·刺禁论》中"七节之旁，中有小心"，认为"此处两肾所寄，左边一肾属阴水，右边一肾属阳水，各开一寸五分，中间是命门所居之官，其右旁即相火也，其左旁即天一之真水也。"（《医贯·十二官论》）这种论点一直影响到清代，如陈修园《医学三字经》、林佩琴《类证治裁》、张璐《本经逢原》、黄宫绣《本草求真》等均遵此说。其四，命门为肾间动气说。此说虽然认为两肾中间为命门，但其间非水非火，只是存在一种原气发动之机，同时又认为命门并不是具有形质的脏器。倡此说者首推为明代孙一奎，他认为"命门乃两肾中间之动气，非水非火，乃造化之枢纽，阴阳之根蒂，即先天之太极，五行以此而生，脏腑以继而生。若谓属水、属火、属脏、属腑，乃是有形之物，则外当有经络动脉而形于诊，《灵》《素》亦必著之于经也。"（《医旨绪余·命门图说》）

(二) 生理功能

肾脏的生理功能主要有藏精，主水液，纳气，主一身阴阳等方面。

肾藏精，是指肾具有贮存、封藏人体精气的作用。精即肾中精气，不仅能促

进机体的生长、发育和繁殖，还能参与血液的生成，提高机体的抗病能力

肾主水液，所说水液是体内正常液体的总称。肾主水液，从广义来讲，是指肾为水脏，泛指肾具有藏精和调节水液的作用。从狭义而言，是指肾主持和调节人体水液代谢的功能。人体的水液代谢包括两个方面：一是将水谷精微中具有濡养滋润脏腑组织作用的津液输布周身；二是将各脏腑组织代谢利用后的浊液排出体外。这两个方面，均赖于肾的气化作用才能完成。在正常情况下，水饮入胃，由脾的运化和传输而上输于肺，肺的宣发和肃降而通调水道，使清者以三焦为通道而输送到全身，发挥其生理作用，浊者（代谢后的津液）则化为汗液、气和尿液等分别从皮肤汗孔、呼吸道、尿道排出体外，从而维持体内水液代谢的相对平衡。在这一代谢过程中，肾的蒸腾气化使肺、脾、膀胱等脏腑在水液代谢中发挥各自的生理作用。被脏腑组织利用后的水液从三焦下行而归于肾，经肾的气化作用分为清浊两部分。清者，再通过三焦上升，归于肺而布散于周身；浊者变成尿液，下输膀胱，从尿道排出体外，如此循环往复，以维持人体水液代谢的平衡。

肾主纳气，是指肾有摄纳肺吸入之气而调节呼吸的作用。人体的呼吸运动，虽为肺所主，但吸入之气，必须下归于肾，由肾气为之摄纳，呼吸才能通畅、调匀。"气根于肾，亦归于肾，故曰肾纳气，其息深深"（《医碥·气》）。正常的呼吸运动是肺与肾相互协调的结果。所以说："肺为气之主，肾为气之根，肺主出气，肾主纳气，阴阳相交，呼吸乃和。"（《类证治裁·卷之二》）肾主纳气，对人体的呼吸运动具有重要意义。

肾主一身阴阳，肾阴，又称元阴、真阴、真水，为人体阴液的根本，对机体各脏腑组织起着滋养、濡润作用。肾阳，又称元阳、真阳、真水，为人体阳气的根本，对机体各脏腑组织起着推动、温煦作用。肾阴和肾阳，二者之间，相互制约、相互依存、相互为用，维持着人体生理上的动态平衡。所以说肾阴、肾阳为脏腑阴阳之本。肾阴充则全身诸脏之阴亦充，肾阳旺则全身诸脏之阳亦旺盛。因此，肾阴为全身诸阴之本，肾阳为全身诸阳之根。

从生理特性而言，肾主闭藏，亦有封藏，固密储藏，封固闭藏之谓。肾主封藏是指肾有贮藏五脏六腑之精的作用。肾为先天之本，生命之根，藏真阴而寓元阳，为水火之脏。肾藏精，精宜藏而不宜泄；肾主命火，命火宜潜不宜露，故曰："肾者主蛰，封藏之本，精之处也。"（《素问·六节藏象论》）人的生长发育基于肾，生命活动赖于肾。肾是人体阴精之所聚，肾精充则化源足。肾又是生命活动之本原，肾火旺则生命力强，精充火旺，阴阳相济，则生化无穷，机体强健。肾为封藏之本，是对肾脏生理功能的高度概括，体现了肾脏各种生理功能的

共同特点。如精藏于肾，气纳于肾，以及月经的应时而下，胎儿的孕育，二便的正常排泄等等，均为肾封藏之职的功能所及。肾精不可泻，肾火不可伐，犹如木之根、水之源，木根不可断，水源不可竭，灌其根枝叶茂，澄其源流自清。因此，肾脏只宜闭藏而不宜耗泻。肾主闭藏对养生具有重要的指导意义，养生学非常强调收心神、节情欲、调七情、省操劳等以保养阴精，使肾精充盈固秘而延年益寿。

肾与冬季、北方、寒、水、咸味等有着内在联系。如冬季寒水当令，气候比较寒冷。水在天为寒，在脏为肾。冬季的岁运，正常为"静顺"，万物归藏。在人应肾，阴平阳秘，封藏有节。不及为"涸流"，太过为"流衍"。不及与太过，四时阴阳异常，在人则肾之阴阳失调，封藏失职。在人体以肾气变化为著，故冬季以肾病、关节疾病较多为特点。总之，五脏与自然界的收受关系，旨在说明人体生命活动的节律变化，五脏是与自然密切相关的。

第二节　腑的生理结构与功能

胆、胃、大肠、小肠、膀胱、三焦等六腑的生理结构与功能不同，但主要都是化水谷、行津液的器官。饮食的消化吸收、津液的输布、废物的排泄等一系列过程是六腑共同完成的。

一、胆

（一）生理结构

胆与肝相连，附于肝之短叶间，肝与胆又有经脉相互络属。胆是中空的囊状器官，胆内贮藏的胆汁，是一种精纯、清净、味苦而呈黄绿色的精汁。所以胆有"中精之腑"（《灵枢·本输》）和"中清之腑"（《中藏经·论三焦虚实寒热生死逆顺脉证之法第三十二》）之名。胆的解剖形态与其他的腑相类，故为六腑之一。胆贮藏精汁，与脏相似，由于这个生理特点，所以胆又属于奇恒之腑之一。

（二）生理功能

胆的生理功能主要有贮藏和排泄胆汁，主决断，调节脏腑气机等方面。

其一，胆贮藏和排泄胆汁。胆汁，别称"精汁""清汁"，来源于肝脏。"肝之余气，泄于胆，聚而成精"（《脉经·肝胆部第一》）。其二，胆主决断，指胆在精神意识思维活动过程中，具有判断事物、作出决定的作用。"胆者，中正之官，决断出焉"（《素问·灵兰秘典论》）。其三，胆可调节脏腑气机，胆合于肝，助肝之疏泄，以调畅气机，则内而脏腑，外而肌肉，升降出入，纵横往来，并行不悖，从而维持脏腑之间的协调平衡。故胆的功能正常，则诸脏易安，有"凡十一脏取决于胆"（《素问·六节藏象论》）之说。

从生理特性而言，胆为阳中之少阳，禀东方木德，属甲木，主少阳春升之气，故胆气主升。胆气主升，实为胆的升发条达之性，与肝喜条达而恶抑郁同义。"胆者，少阳春升之气，春气升则万物化安，故胆气春升，则余脏从之。胆气不升，则飧泄、肠澼不一而起矣"（《脾胃论·脾胃虚实传变论》）。其性喜宁谧，宁谧即清宁寂静之谓。胆为清净之府，喜宁谧而恶烦扰。宁谧而无邪扰，胆气不刚不柔，禀少阳温和之气，则得中正之职，而胆汁疏泄以时，临事自有决断。

二、胃

（一）生理结构

胃与脾同居中焦，以膜相连，位于膈下，腹腔上部，上接食道，下通小肠。胃腔称为胃脘，分上、中、下三部。胃的上部为上脘，包括贲门；下部为下脘，包括幽门；上下脘之间名为中脘。贲门上接食道，幽门下接小肠，为饮食物出入胃腑的通道。胃的外形为曲屈状，有大弯小弯。《灵枢·平人绝谷》曰："屈，受水谷，其胃形有大弯小弯。"《灵枢·肠胃》亦曰："胃纡曲屈。"

（二）生理功能

胃的生理功能主要有受纳、腐熟水谷两方面。

其一，受纳是接受和容纳之意，是指胃接受和容纳水谷的作用。"人之所受气者，谷也，谷之所注者，胃也。胃者水谷之海也"（《灵枢·玉版》）。其二，胃主腐熟水谷，是指饮食经过胃的初步消化，形成食糜的过程。胃主腐熟指胃将食物消化为食糜，"中焦者，在胃中脘，不上不下，主腐熟水谷"（《难经·三十一难》）。胃接受由口摄入的饮食并使其在胃中短暂停留，进行初步消化，依靠胃的腐熟作用，将水谷变成食糜。饮食经过初步消化，其精微物质由脾之运化而营养周身，未被消化的食糜则下行于小肠，不断更新，形成了胃的消化过程。如果胃的腐熟功能低下，就出现胃脘疼痛、嗳腐食臭等食滞胃脘之候。

从生理特性而言，胃主通降，与脾主升清相对。胃主通降是指胃脏的气机宜通畅、下降的特性。中医藏象学说以脾胃升降来概括整个消化系统的生理功能。胃的通降作用，还包括小肠将食物残渣下输于大肠和大肠传化糟粕的功能在内。

脾宜升则健，胃宜降则和，脾升胃降，彼此协调，共同完成饮食的消化吸收。胃之通降是降浊，降浊是受纳的前提条件。

中医运气学说认为，风、寒、热、火、湿、燥等六气分主三阴三阳，即风主厥阴，热主少阴，湿主太阴，火主少阳，燥主阳明，寒主太阳。三阴三阳之气又分属五运，即厥阴风气属木，少阴热气属君火，少阳火气属相火，太阴湿气属土，阳明燥气属金，太阳寒气属水。"阳明之上，燥气主之"（《素问·天元纪大论》），此为六气分阴阳，即燥主阳明，指运气而言。人与天地相应，在人体，阳明为六经之阳明经，即足阳明胃经、手阳明大肠经。胃与大肠皆禀燥气，"人身禀天地之燥气，于是有胃与大肠，二者皆消导水谷之府，惟其禀燥气，是以水入则消之使出，不得停胃"（《伤寒论浅注补正·辨阳明病脉证》）。火就燥，水就湿，阳明燥土必赖太阴湿土以济之，则水火相济，阴阳平衡，胃能受纳，腐熟水谷而降浊。故曰："胃与大肠，在天属申酉二辰，申当坤方属土，酉当兑方属金，在四时当七八月，为燥金用事之候。盖天地只是水火二气化生万物，水火相交，则蒸而为湿，湿与燥交，乃水火不变之气也。火不蒸水，则云雨不来，水不济火，则露降不降。"（《伤寒论浅注补正·辨阳明病脉证》）概言之，胃喜润恶燥的特性，源于运气学说中的标本中气理论，即"阳明之上，燥气主之，中见太阴"（《素问·天元纪大论》）。胃禀燥之气化，方能受纳腐熟而主通降，但燥赖水润湿济为常。所谓"恶燥"，恶其太过之谓。"喜润"，意为喜水之润。胃禀燥而恶燥，赖水以济燥。故曰："胃喜柔润""阳明燥土，得阴自安。"（《临证指南医案·脾胃》）

三、小肠

（一）生理结构

小肠位于腹中，上端与胃相接处为幽门，与胃相通，下端与大肠相接为阑门，与大肠相连，是进一步消化饮食的器官。小肠与心之间有经络相通，二者互相络属，故小肠与心相为表里。小肠呈纡曲回环迭积之状，是一个中空的管状器官。"小肠附后脊，左环回周迭积，其注于回肠（即大肠）者，外附于脐上，回运环十六曲"（《灵枢·肠胃》）。小肠包括回肠、空肠和十二指肠。

（二）生理功能

小肠的生理功能主要有受盛化物、泌别清浊。

其一，小肠主受盛化物，是小肠主受盛和主化物的合称。受盛，接受，以器盛物之意。化物，变化、消化、化生之谓。小肠的受盛化物功能主要表现在两个方面。一是小肠盛受了由胃腑下移而来的初步消化的饮食，起到容器的作用，即"受盛"作用；二指经胃初步消化的饮食，在小肠内必须停留一定的时间，由小肠对其进一步消化和吸收，将水谷化为可以被机体利用的营养物质，精微由此而出，糟粕由此下输于大肠，即"化物"作用。其二，小肠主泌别清浊，所谓泌别清浊，是指小肠对承受胃初步消化的饮食，在进一步消化的同时，并随之进行分别水谷精微和代谢产物的过程。分清，就是将饮食中的精华部分，包括水饮化生的津液和食物化生的精微，进行吸收，再通过脾之升清散精的作用，上输心肺，输布全身，供给营养。别浊，则体现为一方面是将食物的残渣糟粕，通过阑门传送到大肠，形成粪便，经肛门排出体外；另一方面，是将剩余的水分经肾脏气化作用渗入膀胱，形成尿液，经尿道排出体外。

从生理特性而言，小肠具升清降浊的生理特性，小肠化物而泌别清浊，将水谷化为精微和糟粕，精微赖脾之升而输布全身，糟粕靠小肠之通降而下传至大肠。升降相因，清浊分别，小肠则司受盛化物之职。

四、大肠

（一）生理结构

大肠位于腹腔之中，其上段称"回肠"（相当于解剖学的回肠和结肠上段）；下段称"广肠"（包括乙状结肠和直肠）。其上口在阑门处与小肠相接，其下端紧接肛门（亦称"下极""魄门"）。大肠与肺有经脉相连且相互络属，故互为表里。大肠是一个管道器官，呈回环迭积状。

（二）生理功能

大肠的生理功能主要有传导糟粕和吸收津液。

其一，大肠传导糟粕，是指大肠接受小肠下移的饮食残渣，使之形成粪便，经肛门排出体外的作用。其二，大肠吸收津液，是大肠接受由小肠下注的饮食残渣和剩余水分之后，将其中的部分水液重新再吸收，使残渣糟粕形成粪便而排出体外。大肠重新吸收水分，参与调节体内水液代谢的功能，称之为"大肠主津"。

大肠在脏腑功能活动中，始终处于不断承受小肠下移的饮食残渣并形成粪便而排泄糟粕的运动，表现为积聚与输送并存，实而不能满的状态，故以降为顺，以通为用。六腑以通为用，以降为顺，尤以大肠为最。所以通降下行为大肠的重要生理特性。大肠通降失常，以糟粕内结，壅塞不通为多，故有"肠道易实"之说。

五、膀胱

(一) 生理结构

膀胱位于下腹部,居肾之下,大肠之前。在脏腑中,居于最下处。膀胱为中空囊状器官。其上有输尿管,与肾脏相通,其下有尿道,开口于前阴,称为溺窍。

(二) 生理功能

膀胱的生理功能主要有贮存尿液和排泄小便。

其一,膀胱贮存尿液。在人体津液代谢过程中,水液通过肺、脾、肾三脏的作用,布散全身,发挥濡润机体的作用。其被人体利用之后,即"津液之余"者,下归于肾。经肾的气化作用,升清降浊,清者回流体内,浊者下输于膀胱,变成尿液。其二,膀胱排泄小便,即尿液贮存于膀胱,达到一定容量时,通过肾的气化作用,使膀胱开合适度,则尿液可及时从溺窍排出体外。

膀胱具有司开合的生理特性。膀胱为人体水液汇聚之所,故称之为"津液之腑""州都之官"。膀胱赖其开合作用,以维持其贮尿和排尿的协调平衡。

六、三焦

(一) 生理结构

三焦是藏象学说中的一个特有名称,是上焦、中焦、下焦的合称,为六腑之一,属脏腑中最大的腑,又称外腑、孤脏。主升降诸气和通行水液,在五行属火,其阴阳属性为阳。对三焦的认识,历史上有"有名无形"和"有名有形"之争。即使是有形论者,对三焦实质的争论,至今尚无统一看法。但对三焦生理功能的认识,基本上还是一致的。三焦,作为六腑之一,一般认为它是分布于胸腹腔的一个大腑,惟三焦最大,无与匹配,故有"孤府"之称。正如张介宾所说:"三焦者,确有一腑,盖脏腑之外,躯壳之内,包罗诸脏,一腔之大腑也。"(《类经·藏象类》)关于三焦的形态,作为一个学术问题,可以进一步探讨,但是,这一问题对藏象学说本身来说并不是主要的。总观三焦,膈以上为上焦,包括心与肺;横膈以下到脐为中焦,包括脾与胃;脐以下至二阴为下焦,包括肝、肾、大小肠、膀胱、女子胞等。其中肝脏,按其部位来说,应划归中焦,但因它与肾关系密切,故将肝和肾一同划归下焦。三焦的功能实际上是五脏六腑的全部功能。

（二）生理功能

三焦的生理功能有通行元气、疏通水道、运行水谷。

其一，主通行元气，元气是人体最根本的气，根源于肾，由先天之精所化，赖后天之精以养，为人体脏腑阴阳之本，是生命活动的原动力。元气通过三焦而输布到五脏六腑，充沛于全身，以激发、推动各个脏腑组织的功能活动。其二，主疏通水道，"三焦者，决渎之官，水道出焉"（《素问·灵兰秘典论》）。三焦调控体内整个水液的代谢过程，在水液代谢过程中起着重要作用。其三，主运行水谷，如"三焦者，水谷之道"（《难经·三十一难》），三焦具有运行水谷，协助输布精微，排泄废物的作用。

上焦如雾，是指上焦主宣发卫气，敷布精微的作用。中焦如沤，是指脾胃运化水谷，化生气血的作用。下焦如渎，是指肾、膀胱、大小肠等脏腑主泌别清浊，排泄废物的作用。三焦关系到饮食水谷受纳、消化吸收与输布排泄的全部气化过程，所以三焦是通行元气，运行水谷的通道，是人体脏腑生理功能的综合，为"五脏六腑之总司"（《类经附翼·求正录》）。

第三节 奇恒之腑的生理结构与功能

奇恒之腑的共同特点是：同是一类相对密闭的组织器官，却不与水谷直接接触，即似腑非腑；但具有类似于五脏贮藏精气的作用，即似脏非脏。奇恒之腑在女子为六个，而在男子为五个，为了说明男子的奇恒之腑也有六个，明清医家加了"精室"这一脏器。

一、脑

（一）生理结构

脑居颅腔之中，上至颅囟，下至风府，位于人体最上部。风府以下，脊椎骨内之髓称为脊髓。脊髓经项复骨下之髓孔上通于脑，合称脑髓。脑与颅骨合之谓之头，即头为头颅与头髓之概称。

脑由精髓汇集而成，不但与脊髓相通，"脑者髓之海，诸髓皆属于脑，故上至脑，下至尾骶，髓则肾主之"（《医学入门·天地人物气候相应图》），而且和全身的精微有关。故曰："诸髓者，皆属于脑。"（《素问·五藏生成论》）头为诸阳之会，为清窍所在之处，人体清阳之气皆上出清窍。"头为一身之元首……

其所主之脏，则以头之外壳包藏脑髓"（《寓意草·卷一》）。外为头骨，内为脑髓，合之为头。头居人身之高巅，人神之所居，十二经脉三百六十五络之气血皆汇集于头，故称头为诸阳之会。

（二）生理功能

脑的生理功能有主宰生命活动、精神意识以及感觉运动等。

其一，主宰生命活动，"脑为元神之府"（《本草纲目·辛夷》），是生命的枢机，主宰人体的生命活动。在中国传统文化中，元气、元精、元神，被称为"先天之元"。其二，主精神意识，包括思维意识和情志活动等，都是客观外界事物反映于脑的结果。思维意识是精神活动的高级形式，是"任物"的结果。其三，主感觉运动。眼、耳、口、鼻、舌为五脏外窍，皆位于头面，与脑相通。人的视、听、言、动等动作，皆与脑有密切关系。脑为元神之府，散动觉之气于筋而达百节，为周身连接之要领，而令之运动。脑统领肢体，与肢体运动紧密相关。"脑散动觉之气，厥用在筋，第脑距身远，不及引筋以达四肢，复得颈节脊髓，连脑为一，因遍及焉"（《内镜·头面脏腑形色观》）。脑髓充盈，身体轻劲有力。否则，胫酸乏其功能失常，不论虚实，都会表现为听觉失聪，视物不明，嗅觉不灵，感觉异常，运动失灵。总之，脑实则神全。"脑者人身之大主，又曰元神之府""脑气筋人五官脏腑，以司视听言动""人身能知觉运动，及能记忆古今，应对万物者，无非脑之权也"（《医易一理·人身脑气血脉根源脏象论》）。

二、髓

（一）生理结构

髓是骨腔中一种膏样物质。髓因其在人体的分布部位不同，又有名称之异。髓有骨髓、脊髓和脑髓之分。髓藏于一般骨者为骨髓，藏于脊椎管内者为脊髓，脊髓经项后复骨（指第6颈椎以上的椎骨）下之骨孔，上通于脑，汇藏于脑的髓称为脑髓。故曰："脑为髓海，所谓海者乃聚髓处，非生髓之处。究其本源，实由肾中真阳真阴之气，酝酿化合以成至精至贵之液体缘督脉上升而贯注于脑。"（《医学衷中参西录·脑气筋辨》）脊髓和脑髓是上下升降，彼此交通的，合称为脑脊髓。故滑伯仁说："髓自脑下注于大杼，大杼渗入脊心，下贯尾骶，渗诸骨节。"（《难经本义·四十五难》）

（二）生理功能

髓的生理功能主要有充养脑髓、滋养骨骼、化生血液。

其一，充养脑髓。髓以先天之精为主要物质基础，赖后天之精的不断充养，分布骨腔之中，由脊髓而上引入脑，成为脑髓。故曰："脑为髓海……诸髓者，皆属于脑。"（《素问·五藏生成论》）脑得髓养，脑髓充盈，脑力充沛，则元神之功旺盛，耳聪目明，体健身强。其二，滋养骨骼。髓藏骨中，骨赖髓以充养。精能生髓，髓能养骨，故曰："髓者，骨之充也。"（《素问·解精微论》）肾精充足，骨髓生化有源，骨骼得到骨髓的滋养，则生长发育正常，才能保持其坚刚之性。所以说："盖髓者，肾精所生，精足则髓足；髓在骨内，髓足则骨强，所以能作强而才力过人也。"（《中西汇通医经精义·脏腑之官》）其三，化生血液。精血可以互生，精生髓，髓亦可化血。"肾生骨髓，髓生肝"（《素问·阴阳应象大论》）。"骨髓坚固，气血皆从"（《素问·生气通天论》）。可见，中医学已认识到骨髓是造血器官，骨髓可以生血，精髓为化血之源。因此，血虚证常可用补肾填精之法治之。

三、脉

（一）生理结构

脉即脉管，又称血脉、血府，主要指血管，为气血运行的通道。"壅遏营气，令无所避，是谓脉"（《灵枢·决气》）。脉是相对密闭的管道系统，其遍布全身，无处不到，环周不休，外而肌肤皮毛，内而脏腑体腔，形成一个密布全身上下内外的网络。脉与心肺有着密切的联系，心与脉在结构上直接相连，而血在脉中运行，赖气之推动。心主血，肺主气，脉运载血气，三者相互为用，既分工又合作，才能完成气血的循环运行。因此，脉遍布周身内外，而与心肺的关系尤为密切。经络是经脉和络脉的统称，其中纵行的主要干线称为经脉，由经脉分出网络全身的分支为络脉。经络是人体气血运行的通道，而经脉则是人体气血运行的主要通路。经络、经脉的含义较脉为广。实际上，言经络、经脉，则脉亦在其中了。

（二）生理功能

脉的生理功能主要有运行气血和传递信息。

其一，运行气血。气血在人体的血脉之中运行不息，而循环贯注周身。其二，传递信息。脉为气血运行的通道，人体各脏腑组织与血脉息息相通。脉与心密切相连。心脏推动血液在脉管中流动时产生的搏动，谓之脉搏。

四、骨

(一) 生理结构

骨泛指人体的骨骼。骨具有贮藏骨髓，支撑形体和保护内脏的功能。早在《黄帝内经》中，即对骨骼的解剖和功能有比较详细的记载。如《灵枢·骨度》对人体骨骼的长短、大小、广狭等均有较为正确的描述。宋代《洗冤录》中所记载的人体骨骼名称和数量，与现代解剖学基本相符。

(二) 生理功能

骨的生理功能主要有贮藏骨髓、支撑形体以及运动。

其一，贮藏骨髓。"骨者，髓之府"（《素问·脉要精微论》）。骨为髓府，髓藏骨中，所以说骨有贮藏骨髓的作用，骨髓能充养骨骼。骨的生长、发育和骨质的坚脆等都与髓的盈亏有关。其二，支撑形体。骨具坚刚之性，为人身之支架，能支持形体，保护脏腑，故云："骨为干。"（《灵枢·经脉》）人体以骨骼为主干，骨支撑身形，使人体维持一定的形态，并防卫外力对内脏的损伤，从而发挥保护作用。其三，主管运动。骨是人体运动系统的重要组成部分。肌肉和筋的收缩弛张，促使关节屈伸或旋转，从而表现为躯体的运动。在运动过程中，骨及由骨组成的关节起到了支点和支撑，并具体实施动作等重要作用。

五、女子胞

(一) 生理结构

女子胞位于小腹部，在膀胱之后，直肠之前，下口（即胞门又称子门）与阴道相连，呈倒置的梨形。女子之胞名曰子宫，具有主持月经、孕育胎儿的功能，是女性生殖器官之一。而男子之胞名为精室，具有贮藏精液、生育繁衍的功能。精室是男性生殖器官，亦属肾所主，与冲任相关。故曰："女子之胞，男子为精室，乃血气交会，化精成胎之所，最为紧要。"（《中西汇通医经精义·全体总论》）精室包括解剖学所说的睾丸、附睾、精囊腺和前列腺等，具有化生和贮藏精子等功能，主司生育繁衍。

(二) 生理功能

女子胞的生理功能主要有主持月经和孕育胎儿。

其一，主持月经，月经又称月信、月事、月水。其二，孕育胎儿，即胞宫是女性孕产的器官。女子在发育成熟后，月经应时来潮，便有受孕生殖的能力。此时，两性交媾，两精相合，就构成了胎孕。"阴阳交媾，胎孕乃凝，所藏之处，名曰子宫"(《格致余论·受胎论》)。女子胞的生理功能与脏腑、经络、气血有着密切的关系,而女子胞主持月经和孕育胎儿,是脏腑、经络、气血作用于胞宫的正常生理现象。

精室的功能与肾之精气盛衰密切相关。睾丸,又称外肾,"睾丸者,肾之外候"(《类证治裁·内景综要》),亦称势,"宦者少时去其势,故须不生。势,阴丸也,此言宗筋,亦指睾丸而言"(丹波元简注《灵枢·五音五味》)。

第四节　脏腑生理活动

人的生命活动主要包括神志活动、血液循行、呼吸运动、消化吸收、水液代谢、生长生殖等,这些生命活动以五脏为中心,进行调节,有赖于五脏的生理功能以及相互联系,共同发挥作用,从而保证各种生命活动的有序进行。

一、神志活动

神志又称神明、精神。中医学根据天人相应,形神统一的观点,认为神的含义有三:其一,泛指自然界的普遍规律,包括人体生命活动规律;其二,指人体生命活动的总称;其三,指人的精神、意识、思维、情志、感觉、动作等生理活动,为人类生命活动的最高级形式,即中医学中狭义的"神"。

五脏与五神的关系是:心藏神、肺藏魄、肝藏魂、脾藏意、肾藏志,所以称五脏为"五神脏"。中医学根据五脏藏神理论,将神分属于五脏,成为五脏各自生理功能的一部分,但总统于心。心藏神,是指心统领和主宰精神、意识、思维、情志等活动。魂、魄、意、志四神以及喜、怒、思、忧、恐五志,均属心神所主。故"意志思虑之类皆神也""神气为德,如光明爽朗,聪慧灵通之类皆是也""是以心正则万神俱正,心邪则万神俱邪"(《类经·藏象类》)。肺藏魄,魄是不受内在意识支配而产生的一种能动作用的表现,属于人体本能的感觉和动作,即无意识活动。如耳的听觉、目的视觉和皮肤的冷、热、痛、痒感觉,都属于魄的范畴。故曰:"魄之为用,能动能作,痛痒由之而觉也。"(《类经·藏象类》)魄与生俱来,"并精而出入者谓之魄"(《灵枢·本神》),为先天所获得,而藏于肺。"肺者,气之本,魄之处也"(《素问·六节藏象论》),"肺藏气,气舍魄"(《灵枢·本神》)。故气旺盛则体健魄全,魄全则感觉灵敏,耳聪目明,动作正确协调。肝藏魂,所谓魂,一是指能伴随心神活动而作出较快反应的思维意识活动，即"随神往来者谓之魄"（《灵枢·本神》）；另一是指梦幻活动，"魂之为言，如梦寐恍惚，变幻游行之境，皆是也"（《类经·藏象类》）。肝主疏泄及藏血，肝气调畅，藏血充足，魂随神往，魂的功能便可正常发挥，所谓"肝藏血，血舍魂"（《灵枢·本神》）。魂和魄均属于人体精神意识的范畴，但魂是后天形成的有意识的精神活动，魄是先天获得的本能的感觉和动作。"魄对魂而言，则魂为阳而魄为阴"（《类经·藏象类》）。脾藏意，意就是忆的意思，又称为意念。意就是将从外界获得的知识经过思维取舍，保留下来形成回忆的印象。"心有所忆谓之意"（《灵枢·本神》），"谓一念之生，心有所向而未定者，曰意"（《类经·藏象类》）。脾藏意，指脾与意念有关。"脾藏营，营舍意"（《灵枢·本神》）。脾气健运，化源充足，气血充盈，髓海得养，即表现出思路清晰，意念丰富，记忆力强；反之，脾的功能失常，"脾阳不足则思虑短少，脾阴不足则记忆多忘"（《中西汇通医经精义·五脏所主》）。肾藏志，志为志向、意志。"意之所存谓之志"（《灵枢·本神》），即意已定而确然不变，并决定将来之行动欲付诸实践者，谓之志。故曰："意已决而卓有所立者，曰志。"（《类经·藏象类》）意与志，均为意会所向，故意与志合称为意志。《中西汇通医经精义·五脏所藏》言："志者，专意而不移也。"说明志是意专注不移而形成的较为坚定的目标。"肾藏精，精舍志"（《灵枢·本神》），肾精生髓，上充于脑，髓海满盈，则精神充沛，志的思维意识活动亦正常。若髓海不足，志无所藏，则精神疲惫，头晕健忘，志向难以坚持。

情志是指人的情感、情绪，也是人的心理活动，故曰："分言之，则阳神曰魂，阴神曰魄，以及意志思虑之类皆神也。合言之，则神藏于心，而凡情志之属，惟心所统，是为吾身之全神也。"（《类经·藏象类》）对于情志的分类，中医学有五志和七情。五志，即怒、喜、思、忧、悲。"肝在志为怒，心在志为喜，脾在志为思，肺在志为忧，肾在志为恐"（《素问·阴阳应象大论》）。七情，即喜、怒、忧、思、悲、恐、惊。七情之中，悲与忧，情感相似，可以相合；惊亦有恐惧之意，故惊可归于恐。如是"七情说"与"五志说"便予以统一，即怒、喜、思、忧（悲）、恐（惊）。心在志为喜，肝在志为怒，脾在志为思，肺在志为忧，肾在志为恐；喜、怒、思、忧、恐，是人们对外界信息所引起的情志变化，是个体精神活动的重要组成部分。

心在志为喜，即心的生理功能和情志活动的"喜"有关。喜，一般指对外界信息的良性反应。适当的喜乐，能使血气调和，营卫通利，心情舒畅，有益于心的生理活动。"喜则气和志达，营卫通利"（《素问·举痛论》）。肝在志为怒，怒是人们在情绪激动时的一种情志变化。一般说来，当怒则怒，怒而有节，未必为害。若怒而无节，则它对于机体的生理活动是一种不良的刺激，可使气血逆乱，阳气升发。肝为刚脏，主疏泄，其气主动、主升，体阴而用阳。故肝的生理病理与怒有密切关系，尤以病理为最，所谓"忿怒伤肝"（《灵枢·百病始生》）。脾在志为思，思即思考、思虑，是人的精神意识思维活动的一种状态。正常地思考问题，对机体的生理活动并无不良的影响，但在思虑过度、所思不遂等情况下，就能影响机体的正常生理活动。脾气健运，化源充足，气血旺盛，则思虑、思考等心理活动正常。若脾虚则易不耐思虑，思虑太过又易伤脾。肺在志为忧，忧愁是属于非良性刺激的情志活动，尤其是在过度忧伤的情况下，往往会损伤机体正常的生理活动，忧愁对人体的影响，主要是损耗人体之气。因肺主气，所以忧愁过度易于伤肺，正所谓"悲则气消"（《素问·举痛论》）。而肺气虚弱时，机体对外来非良性刺激的耐受能力下降，人也较易产生忧愁的情志变化。肾在志为恐，恐即恐惧、胆怯，是人们对事物惧怕时的一种精神状态，它对机体的生理活动能产生不良的刺激。"恐伤肾"（《素问·举痛论》），"恐则气下"（《素问·举痛论》）。过度的恐惧，有时可使肾气不固，气泄于下，导致二便失禁。

二、血液循行

中医学认为，血液是构成人体和维持人体生命活动的基本物质之一，具有营养和滋润作用。血在脉中循行，内至五脏，外达皮肉筋骨，对全身各脏腑组织器官起着营养和滋润作用。"血脉营卫，周流不息，上应星宿，下应经数"（《灵枢·痈疽》），"营在脉中，卫在脉外，营周不休，五十而复大会，阴阳相贯，如环无端"（《灵枢·营卫生会》）。血液在循环过程中，不仅为各组织器官提供丰富的养料，同时还将各组织器官在新陈代谢过程中所产生的废物，分别运输到有关器官而排出体外，因此血液的运行主要起着运输机体内各种物质的作用。

心、血、脉是一个相对独立而且密闭的系统。其中，脉是一个相对密闭的管道系统。血液循行于脉管之中，流布全身，环周不休。故曰："络与经，皆有血也。"（《医学真传·气血》）血液的正常循行，必须依靠于气的推动、温煦和固摄作用。故曰："血脉之所以流行者，亦气也。"（《仁斋直指方·诸气方论》）气为阳，血为阴，气血冲和，阴平阳秘，机体内外环境相对稳定，血液方能正常地不断循环流动，在人体内担负着运输、调节、防御等机能。阴与阳，则阳主阴从；气与血，则气主血辅。所以，阴阳平衡，气血和谐，阳、气为主，阴、血为辅，是血液循行的必要条件。

血液运行的方向，分为离心和向心两个方面。离心方向是指从心脏发出，经过经脉到络脉，反复分支，脉管逐渐变小，最后流布到全身各部组织内。向心方向是指血液在各部组织内经过利用后，带着废物由孙络到络脉，由络脉逐渐汇合到经脉，最后返回心脏。"食气入胃，浊气归心，淫精于脉，脉气流经，经气归于肺，肺朝百脉，输精于皮毛；毛脉合精，行气于府，府精神明，留于四脏，气归于权衡"（《素问·经脉别论》）。水谷精微，奉心化赤而为血，血流于经脉而归于肺，肺朝百脉而血运于诸经。血液自经而脏，由脏而经，向心与离心循环不息。所谓"心脏舒出紫血之浊气，缩入赤血之清血。赤血即受肺吸入清气，生气由心运行血脉管，滋养周身之精血也；紫血即受脏腑经脉浊气，毒气改变之血，由回血管复运行肺内，待呼出浊气，得吸入之清气，则紫血复变为赤血，仍流布周身之内，以养身命。人身之血脉运行，周而复始也"（《医易一理·气血论》）。

心主血脉，为血液循行的基本动力。全身的血液依赖心气的推动在脉中正常运行，输送各处。"诸血者皆属于心"（《素问·五藏生成》），"人心动则血行诸经"（《医学入门·脏腑》）。心气充沛，才能维持正常的心力、心率、心律，血液才能在脉内正常运行，周流不息，营养全身。肺主治节，朝百脉，助心行血，全身的血液都要通过经脉而聚会于肺，通过肺的呼吸进行气体交换，然后再输送到全身。"人周身经络，皆根于心，而上通于肺，以回于下，如树之有根有干有枝。百体内外，一气流通，运行血脉，以相出入"（《医原·人身一小天地论》）。肝藏血是指肝有贮藏血液和调节血量的生理功能。在正常生理情况下，人体各部分的血量是相对恒定的，但是随着机体活动量的增减，血量亦随之改变。"肝藏血，心行之，人动则血运于诸经，人静则血归于肝脏"（《素问经注节解·五脏生成篇》）。脾统血是指脾有统摄血液在经脉之中流行，防止溢出脉外的功能，"五脏六腑之血全赖脾气统摄"（《金匮要略注·卷十六》）。肾主藏精，精血同源，血液的正常运行有赖于血液本身的充盈，肾脏对血液循环的作用主要是对血液循环的有效调节。

三、呼吸运动

人以天地之气生，人体与环境之间的气体交换称为呼吸。呼吸过程是指人体吸入自然界之清气，呼出体内浊气的气体交换，吐故纳新的过程。呼吸是生命活动的重要指征，是人体重要的生命活动之一，也是全身各组织器官正常生理活动的必要保证。

吸清与呼浊，共同构成呼吸运动的完整过程，是周身之气升降出入运动的具体表现形式之一。吸清过程，是肺通过肃降作用，通过鼻腔或口腔将自然界的清气吸入体内，再途经喉咙、气管等呼吸道而进入肺中。吸入肺中的清气在胸中与脾上输的水谷之精气互相结合形成宗气，宗气一方面温养肺脏自身和喉咙等上呼吸道，以继续维持正常的呼吸运动；另一方面由肺入心，在心肺的共同作用下布散周身，内灌脏腑经脉，外濡肌肤腠理。其中清气通过经脉下达于肾，由肾封藏摄纳，使气有所归依，同时也不断地充养了肾气。呼浊过程，是指吸入体内的自然之清气被周身组织器官所充分利用，并在新陈代谢的活动中产生了浊气，其大部分通过经脉又复上行至心入肺，在肺的宣发作用下，再经气管、喉、鼻（口腔）等呼吸道而呼出体外。有一部分浊气则通过皮毛汗孔的开合作用，由"气门"而排泄。

"肺在诸脏之上，而诸脏之气咸由之吐纳也"（《图书编·养肺法言》）。肺主呼吸，吸之则满，呼之则出，一呼一吸，消息自然，司清浊之运化，为人身之橐籥。肾主纳气，肺所吸入之清气有赖肾的摄纳，防止呼吸浅表。肺为气之主，肾为气之根，肺主出气，肾主纳气，阴阳相交，呼吸乃和。肝主疏泄，调畅气机。肝为刚脏而主疏泄，肺为娇脏而主肃降。肝从左升，肺从右降，升降得宜则气机舒展。脾主运化，水谷精气由脾上升，与肺的呼吸之气相合而生成宗气。宗气走息道而行呼吸，贯心脉以行气血。脾脏不仅调节气的运行，而且调节气的质量。心主血，血为气之母，气非血不和，气不得血，则散而无统，血是气的载体，并给气以充分营养。气吸入肝与肾，呼出心与肺。因为五脏都参与呼吸气机的调节，所以五脏中任何一脏的功能异常，均可引起呼吸系统疾病，故曰："五脏六腑皆令人咳，非独肺也。"（《素问·咳论》）

四、消化吸收

人体在生命活动的过程中，需要不断地摄取饮食营养，以维持各组织器官正常的生理活动。水谷精微是人类赖以生存的要素之一，也是化生气血阴阳的物质基础。消化吸收，是饮食代谢过程中的两个主要环节。消化是指饮食通过消化器官的运动和消化液的作用，被分成清者和浊者的过程，即人将摄入的饮食转变为可以吸收利用的水谷精微的过程。吸收是指饮食在充分消化的基础上所转变成的精微物质被吸收，并进而转输至心肺的过程。消化和吸收，是一个完整的过程，消化过程和吸收过程相辅相成、密切协调。

饮食的消化吸收过程关系到五脏六腑的生理活动，是脾、胃、小肠、大肠、肝、胆、胰等脏腑功能互相配合而进行的，其中与脾、胃的关系尤为密切，所以说脾胃同为后天之本，气血生化之源。脾主运化，食物经过胃的腐熟后，下送小肠以"分清泌浊"。浊的部分再传至大肠转变为废物排出体外，清的部分由脾吸收而运送全身，发挥营养作用。脾主运化，实际上包括了现代消化生理学的全部内容，以及营养生理学的部分内容。肝主疏泄，调节食物的消化和吸收，土得木而达，食气入胃，全赖肝木之气以疏泄之而水谷乃化。肝的疏泄有助于脾胃的运化还表现在胆汁的分泌与排泄，帮助脾胃运化。肺居上焦，职司宣发，"人受气于谷，谷入于胃，以传与肺，五脏六腑皆以受气"（《灵枢·营卫生会》），饮食精微由肺的宣发而布达全身。肾主命门，脾阳根于肾阳，水谷运化须借助于肾阳的温煦蒸腾，故肾阳被誉为釜底之薪，所谓后天水谷之气得先天精血之气则生生不息。心主血属火，心有所主，则脾气健旺，"脾之所以能运行水谷者气也，气寒则凝滞不行，得心火以温之乃健运而不息，是为火生土"（《医碥·五脏生克说》）。

五、水液代谢

水液代谢，是指水液的生成、输布以及水液被人体利用后的剩余水分和代谢废物的排泄过程，这是一个极其复杂的生理过程。水液来源于饮食，是通过胃、脾以及大小肠等消化吸收而生成。水液的代谢过程，则是以脾、肺、肾三脏为中心完成的。故曰："脾土主运行，肺金主气化，肾水主五液。凡五气所化之液，悉属于肾；五液所化之气，悉属于肺；转输之脏，以制水生金者，悉属于脾。"（《医宗必读·水肿胀满论》）

水液生成以后，首先由脾通过升清作用，将其向上转输到心肺，同时一部分未被吸收的水液，则与食物残渣一起下传于大肠，从粪便中排出体外。肺接受了脾上输的大量水液，通过宣发肃降作用，将其输布至周身。其中一部分水液经肺的宣发作用，随卫气而运行于体表，外达四肢官窍，以濡养肌肉，润泽皮肤，代谢以后的废料和剩余水分，又通过阳气的蒸腾，化生成汗液从汗孔排出。另一部分水液经肺的肃降作用，以心脏为动力，随营气循经脉而运行于体内，以濡养五脏六腑，灌注于骨节和脑髓之中，在被机体组织器官利用之后，又集聚于肾。另外，在肺的呼吸运动中，也排出了少量的水汽。肾为主水之脏，集聚于肾的水液在肾的气化作用之下，被泌别成清者和浊者两部分。其清者，通过肾中阳气的蒸腾气化作用，又复上归于肺，由心肺再布散周身，以维持体内的正常水液量；其浊者，则通过肾中阳气的温化推动作用，不断地化生成尿液，并且向下输送至膀胱。当膀胱内尿液积到一定量时，就产生尿意，从而及时自主地经尿道排出体外。

水液的正常代谢，与五脏系统功能的正常，阴阳平衡密切相关，阴阳并需尤以阳气为要，阳旺则气化，气化则水自化。肾司开合，为主水之脏。脾主运化水液，为水液代谢之枢纽。肺主行水，为水之上源。肝主疏泄，调畅气机，气行则水行。心主血脉，行血而利水运。水饮入胃，中焦之水经脾气的运化，肝气的疏泄，散精于上焦；心肺同居上焦，上焦之水为清水，清中之清者经肺气宣发，心脉通利而散布到肌腠、皮毛、四肢、百骸，其代谢废物即变为汗液等排出体外；清中之浊者得肺气肃降而输达下焦，归肾之水为浊，浊中之清者复经肾气的蒸腾上升至心肺而重新参加代谢，浊中之浊者经肾气开合送至膀胱，而排出体外。

六、生长生殖

人的生命历程从胎孕、发育、成长、衰老乃至死亡，经历着一个生、长、壮、老、已的过程，这个过程是人类生命的自然规律。人的生命活动是以脏腑阴阳气血为基础的。脏腑阴阳气血平衡，人体才能正常生长发育。"生之本，本于阴阳"（《素问·生气通天论》）。阴阳是生命之本。阳化气，阴成形，生命过程就是不断地化气与成形的过程。气血是构成人体和维持人体生命活动的基本物质之一，为人体盛衰之本。人体的产生，先从精始，由精而生成身形脏腑。人出生之后赖五脏六腑之精的充盈，以维持正常的生命活动。气、血、精、津液是促进人体生长发育的基本物质，精能化气，气化为精。肾为藏精之腑，"肾者主水，受五脏六腑之精而藏之"（《素问·上古天真论》）。男子二八（16岁），女子二七（14岁），肾精充盛而天癸至，天癸至则精气溢泄，月事应时而下，具备生殖能力，男女交媾，胎孕乃成。

人的生长发育，与体内的气血阴阳以及脏腑功能的活动均有关。如心血充盈，可运行濡养周身；肺气充足，可维持体内清浊之气的吐故纳新；肝气调畅，可促进各组织器官功能的正常发挥。因此，人的生长发育要依赖五脏六腑的精气充养和支持，是五脏六腑共同发挥作用的生命过程。由于"肾为先天之本""脾为后天之本"，故脾、肾两脏在促进人的生长发育并维持人的生命活动中起着极其重要的作用。

肾中精气的盛衰决定着人体的生长发育过程，为人体生长发育的根本。肾中精气禀受于父母，是激发生命活动的原动力。人体生长壮老已的生命过程，反映了肾中精气的盛衰变化。肾中精气充足，生长发育正常，则表现为：幼年时期生机旺盛，齿更发长；青壮年时期体魄壮实，筋骨强健。后天化生的精、气、血、津液是维持生命机能，促进生长发育的重要物质基础，故人出生以后，还要得到脾运化的水谷精微的充养，才能保证继续生长发育的需要。脾吸收、转输的营养物质，能够化生成精、气、血、津液，一方面源源不断地濡养周身各组织器官，以维持正常的生理活动，另一方面又不断地补充、培育先天之精气，使机体生机不息，保证了人体在利用生命物质的过程中正常地生长发育。

生殖是生物绵延和繁殖种系的重要生命活动，是保证种族延续的各种生理过程的总称。人的生殖机能是一个复杂的生理活动过程，与五脏六腑有着密切关系，其中与肾、肝、脾的关系密切，尤以肾为最。

人的性器官的发育，性机能的成熟以及生殖能力等，均与肾密切相关。肾为封藏之本，肾中的先天之精气，与生俱来，是禀受于父母的生殖之精气，是构成新的生命体的原始物质，为人类生育繁衍所不可缺少的物质基础。先天之精促使胚胎的形成，并维系着胚胎的正常发育。如果父母肾中精气充盛，生殖机能正常，两精相合，所形成的人体先天之精气才能充足，化生的形体才能壮实。人的生殖能力并非伴随生命历程而始终存在，仅仅存在于生命历程的一定阶段，在具有天癸的时期，方具备生殖能力。天癸是生殖的基础，天癸的产生取决于肾，是肾中精气以及阴阳逐渐充盛到一定程度而化生的一种新的物质。天癸关系到性机能的产生和成熟，并且控制调节着人的生殖能力。一般而言，男子16岁至64岁之间，女子14岁至49岁之间，肾中精气盛（渐盛——充盛——渐衰），天癸产生并维持其功能，而具有生殖能力。故曰："小儿于初生之时，形体虽成，而精气未裕，所以女必十四，男必十六，而后天癸至。天癸既至，精之将盛也；天癸未至，精之未盛也。"（《景岳全书·小儿补肾论》）肝具有主藏血和主疏泄的功能。一方面，肝气调畅，藏血充足，女子的月经来潮和孕育胎儿的生理活动便能正常维持；若肝失疏泄，藏血不足，就会导致月经不调、不孕、不育等症。另一方面，肝的疏泄作用还影响男子的排精功能，如肝火偏旺，可出现遗精；肝气郁结，则出现精液排泄减少等。脾主运化，先天之精气要依赖后天之精气充养，脾吸收、转输的水谷精微下达于肾，归藏于肾，使肾精保持充盈，方有利于生殖之精的生成。同时水谷精微化生的血液又能贮藏于肝，使冲任血脉充足而不绝，有助于女子发挥正常的生殖能力。因此，脾与人体的生殖机能也有关。

第五节　经络循行

经络学说是中医特有的内容，也是中医不同于其他医学的地方。上述已经提及，中医学是古代圣贤在对自然的认知中发现和总结出来的。认知的方法，是通过人自身的能力，对自然和人体深入探寻，从而有所得到，并非是表象的查看，也不只是简单的述说介绍。自古以来，真正学习中医的人都有一个共性，就是养生静坐。不可否认，养生静坐就是中医人不同于常人的地方，就是超出常人对人体有深入探知的缘故。正因为中医人拥有的这个特点，才有了不同一般的认知，有了中医特色的经络学。经络学是研究人体经络系统的组成、循行分布、生理功能、病理变化，以及与脏腑、气血等相互关系的内容，是中医学理论体系的重要组成部分。有"学医不知经络，开口动手便错"（《扁鹊心书·当明经络》）之说。

经络，是经脉和络脉的总称。经，又称经脉，有路径之意。经脉贯通上下，沟通内外，是经络系统中纵行的主干。故曰："经者，径也。"经脉大多循行于人体的深部，且有一定的循行部位。络，又称络脉，有网络之意。络脉是经脉别出的分支，较经脉细小。故曰："支而横出者为络。"络脉纵横交错，网络全身，无处不至。经络相贯，遍布全身，形成一个纵横交错的网络，通过有规律的循行和复杂的联络交会，组成了经络系统，把人体五脏六腑、肢体官窍及皮肉筋骨等组织紧密地联系在一起，成就了一个统一的有机整体，保证了人体生命活动的正常进行。

一、十二经脉循行

在所有经脉中，十二经脉是主体，分别是：手太阴肺经、手厥阴心包经、手少阴心经、手阳明大肠经、手少阳三焦经、手太阳小肠经、足太阴脾经、足厥阴肝经、足少阴肾经、足阳明胃经、足少阳胆经、足太阳膀胱经。手三阴经循行的起点是从胸部始，经腑（上臂内侧肌肉）臂走向手指端；手三阳经从手指端循臂指（经穴名）而上行于头面部；足三阳经，从头面部下行，经躯干和下肢而止于足趾间；足三阴经脉，从足趾间上行而止于胸腹部。"手之三阴，从胸走手；手之三阳，从手走头；足之三阳，从头走足；足之三阴，从足走腹。"这是对十二经脉走向规律的高度概括。

十二经脉的交接，有如下规律：

其一，阴经与阳经交接：即阴经与阳经在四肢部衔接。如手太阴肺经在食指端与手阳明大肠经相交接；手少阴心经在小指与手太阳小肠经相交接；手厥阴心包经由掌中至无名指端与手少阳三焦经相交接；足阳明胃经从跗（即足背部）上至大趾与足其二太阴脾经相交接；足太阳膀胱经从足小趾斜走足心与足少阴肾经相交接；足少阳胆经从跗上分出，至大趾与足厥阴肝经相交接。

其二，阳经与阳经交接：即同名的手足三阳经在头面相交接。如手足阳明经都通于鼻，手足太阳经皆通于目内眦，手足少阳经皆通于目外眦。

其三，阴经与阴经交接：即阴经在胸腹相交接。如足太阴经与手少阴经交接于心中，足少阴经与手厥阴经交接于胸中，足厥阴经与手太阴经交接于肺中等。

走向与交接规律之间亦有密切联系，两者结合起来，则是：手三阴经，从胸走手，交手三阳经；手三阳经，从手走头，交足三阳经；足三阳经，从头走足，交足三阴经；足三阴经，从足走腹（胸），交手三阴经，构成一个"阴阳相贯，如环无端"的循行径路，这就是十二经脉的走向和交接规律。

十二经的循行，凡属六脏（五脏加心包）的经脉称为"阴经"，多循行于四肢内侧及胸腹。上肢内侧者为手三阴经，由胸走手；下肢内侧者为足三阴经，由足走腹（胸）。凡属六腑的经脉称为"阳经"，多循行于四肢外侧及头面、躯干。上肢外侧者为手三阳经，由手走头；下肢外侧者为足三阳经，由头走足；阳经行于外侧，阴经行于内侧。

二、奇经八脉循行

奇经八脉，是指十二经脉之外的八条经脉，包括：任脉、督脉、冲脉、带脉、阴跷脉、阳跷脉、阴维脉、阳维脉。奇者，异也。因其异于十二正经，故称"奇经"。它们既不直属脏腑，又无表里配合。其生理功能，主要是对十二经脉的气血运行起着溢蓄、调节作用。

奇经八脉的生理特点有三个方面。其一，奇经八脉与脏腑无直接络属关系。其二，奇经八脉之间无表里配合关系。其三，奇经八脉的分布不像十二经脉分布遍及全身，人体的上肢无奇经八脉的分布。其走向也与十二经脉不同，除带脉外，余者皆由下而上地循行。奇经八脉的生理功能可以进一步加强十二经脉之间的联系。如督脉能总督一身之阳经；任脉联系总任一身之阴经；带脉约束纵行诸脉。二跷脉主宰一身左右的阴阳；二维脉维络一身表里的阴阳。即奇经八脉进一步加强了机体各部分的联系，并且可以调节十二经脉的气血。十二经脉气有余时，则蓄藏于奇经八脉，十二经脉气血不足时，则由奇经"溢出"及时给予补充。除此之外，奇经八脉与肝、肾等脏及女子胞、脑、髓等奇恒之腑有十分密切的关系，相互之间在生理、病理上均有一定的联系。

（一）督脉

督脉起于小腹内，下出会阴，向后至尾骶部的长强穴，沿脊柱上行，经项部至风府穴，进入脑内，属脑，沿头部正中线，上至巅顶的百会穴，经前额下行鼻柱至鼻尖的素髎穴，过人中，至上齿正中的龈交穴。督脉循身之背，背为阳，说明督脉对全身阳经脉气具有统率、督促的作用。另外，六条阳经都与督脉交会于大椎穴，督脉对阳经有调节作用，故有"总督一身阳经"之说。

（二）冲脉

冲脉起于胞宫，下出于会阴，并在此分为二支。上行支：其前行者沿腹前壁挟脐上行，与足少阴经相并，散布于胸中，再向上行，经咽喉，环绕口唇；其后行者沿腹腔后壁，上行于脊柱内。下行支：出会阴下行，沿股内侧下行到大趾间。冲脉上至于头，下至于足，贯穿全身，为总领诸经气血的要冲。当经络脏腑气血有余时，冲脉能加以涵蓄和贮存；当经络脏腑气血不足时，冲脉能给予灌注和补充，以维持人体各组织器官正常生理活动的需要。故冲脉有"十二经脉之海""五脏六腑之海"和"血海"之称。冲脉有调节月经的作用，冲脉与生殖功能关系密切，女性"太冲脉盛，月事以时下，故有子""太冲脉衰少，天癸竭，地道不通"（《素问·上古天真论》）。这里所说的"太冲脉"，即指冲脉而言。另外，男子或先天冲脉未充，或后天冲脉受伤，均可导致生殖功能衰退。另外，冲脉有调节某些脏腑（主要是肝、肾和胃）气机升降的功能。

（三）带脉

带脉起于季胁，斜向下行，交会于足少阳胆经的带脉穴，绕身一周，并于带脉穴处再向前下方沿髋骨上缘斜行到少腹。约束纵行的各条经脉，司妇女的带下。

（四）任脉

任脉起于胞中，下出于会阴，经阴阜，沿腹部正中线上行，经咽喉部，到达下唇内，左右分行，环绕口唇，交会于督脉之龈交穴，再分别通过鼻翼两旁，上至眼眶下，交于足阳明经。任脉循行于腹部正中，腹为阴，说明任脉对一身阴经脉气具有总揽、总任的作用。另外，足三阴经在小腹与任脉相交，手三阴经借足三阴经与任脉相通，因此任脉对阴经气血有调节作用，故有"总任诸阴"之说。

（五）阴跷脉

阴跷脉起于足跟内侧足少阴经的照海穴，通过内踝上行，沿大腿的内侧进入前阴部，沿躯干腹面上行，至胸部入于缺盆，上行于喉结旁足阳明经的人迎穴之前，到达鼻旁，连属眼内角，与足太阳、阳跷脉会合而上行。控制眼睛的开合，以及肌肉的运动。

（六）阳跷脉

阳跷脉起于足跟外侧足太阳经的申脉穴，沿外踝后上行，经下肢外侧后缘上行至腹部。沿胸部后外侧，经肩部、颈外侧，上挟口角，到达眼内角。与足太阳经和阴跷脉会合，再沿足太阳经上行与足少阳经会合于项后的风池穴。控制眼睛的开合，以及下肢运动。

（七）阴维脉

阴维脉起于足内踝上五寸足少阴经的筑宾穴，沿下肢内侧后缘上行，至腹部，与足太阴脾经同行到胁部，与足厥阴肝经相合，再上行交于任脉的天突穴，止于咽喉部的廉泉穴。维脉的"维"字，有维系、维络的意思。阴维具有维系阴经的作用。

（八）阳维脉

阳维脉起于足太阳的金门穴，过外踝，向上与足少阳经并行，沿下肢外侧后缘上行，经躯干部后外侧，从腋后上肩，经颈部、耳后，前行到额部，分布于头侧及项后，与督脉会合。此脉的作用，在于维系阳经。

总之，经脉和络脉结合，纵横交贯，遍布全身，将人体内外、脏腑、肢节、官窍联结成为一个有机的整体，在人体的生命活动中，具有十分重要的生理功能。构成经络系统和维持经络功能活动的最基本物质，称之为经气，经气运行于经脉之中，故又称脉气。

经气是人体真气的一部分，为一种生命物质，在其运行、输布的过程中，表现为经脉的运动功能和整体的生命机能。气无形而血有质，气为阳，血为阴，一阴一阳，两相维系，气非血不和，血非气不运。所以人之一身皆气血之所循行。运行于经脉之气，实际上包括了气以及由气化生的血、精、津液等所有生命必需的营养物质，概言之为气血而已。故称经脉是运行气血的通路。《灵枢·经脉》言："经脉者，所以决死生，处百病，调虚实，不可不通。"故而，经络有对五脏六腑、四肢百骸、五官九窍、皮肉脉筋骨等联系、感应、濡养、调节等作用。经络能运行气血和协调阴阳，使人体机能活动保持相对的平衡。当人体发生疾病时，出现气血不和及阴阳偏盛偏衰的证候，可运用针灸等治法以激发经络的调节作用，以"泻其有余，补其不足，阴阳平复"（《灵枢·刺节真邪》）。

中医经络学说经过几千年的发展和积累，可以阐释病理变化，指导疾病的诊断，有效地进行疾病治疗。经络的发现，是中医学中的伟大创举，更是医疗技术中的重大发明，对人们的医疗养生有着很大的帮助。

第六节　身体物质的生成代谢

中医学的精、气概念，与中国古代哲学的精、精气、气的范畴有着密切的关系。其中，哲学上的精、精气、气等，是标示世界本原的物质存在，是抽象的概念。而中医精、气、血、津液学说中的精、气等，则是对人体内的具体物质的描述。

精、气、血、津液等生命的基本物质，有着具体形态及作用、功能，是构成人体和维持人体生命活动的基本物质。精，泛指人体内一切有用的精微物质；气，是人体内活力很强，运行不息，无形可见的极细微物质，既是人体的重要组成部分，又是机体生命活动的动力；血，是红色的液态物质；津液，是机体一切正常水液的总称，包括各脏腑形体官窍的内在液体及其正常的分泌物。

生命物质虽有精、气、血、津液之分，但皆本源于气，故曰："人有精、气、津、液、血、脉，余意以为一气耳""气聚而成形，散而无形"（《灵枢·决气》）。气与精、血、津液相对而言，则气无形，而精、血、津液有质。气与精、血、津液的相互化生与转化，体现了在生命活动中，形化为气，气化为形，形气相互转化的气化过程。精血同源、津血同源，精、津液化而为血，血涵蕴精与津液，故中医学对人体生命活动的基本物质，又常以气血既称，强调"人之生，以气血为本。人之病，未有不先伤其气血者"（《妇人良方·调经门》），"气血者，人之所赖以生者也"（《医宗必读·古今元气不同论》）。气和血是构成人体和维持人体生命活动的两大基本物质，气之与血，异名同类，两相维附，气非血不和，血非气不运。但"气为主，血为辅，气为重，血为轻"（《医学真传·气血》），"气血俱要，而补气在补血之先，阴阳并需，而养阳在滋阴之上"（《医宗必读·水火阴阳论》）。人之生死由乎气，气之为用，无所不生，一有不调，则无所不病，气有不调之处即病本所在之地，故治病以气为首务。正所谓"行医不识气，治病何从据，堪笑道中人，未到知音处"（《景岳全书·传忠录上》）。

一、血的生成代谢

血液是循行于脉中的富有营养的红色液态物质，是构成人体和维持人体生命活动的基本物质之一。血生于心，藏于肝，统于脾，布于肺，根于肾，有规律地循行脉管之中，在脉内营运不息，充分发挥灌溉一身的生理效应。脉是血液循行的管道，又称"血府"。在某些因素的作用下，血液不能在脉内循行而溢出脉外时，称为出血，即"离经之血"。由于离经之血离开了脉道，失去了其发挥作用的条件，所以，就丧失了血的生理功能。

血液的物质来源是脾胃化生的水谷精微，所以有脾胃为"气血生化之源"的说法。"盖饮食多自能生血，饮食少则血不生"（《医门法律·虚劳论》）。因此，长期饮食营养摄入不足，或脾胃的运化功能长期失调，均可导致血液的生成不足而形成血虚的病理变化。营气也是血液的组成部分，"夫生血之气，营气也。营盛即血盛，营衰即血衰，相依为命，不可分离也"（《读医随笔·气血精神论》）。精髓生血，"血即精之属也"（《景岳全书·血证》）。"肾为水脏，主藏精而化血"（《侣山堂类辨·辨血》），"肾藏精，精者，血之所成也"（《诸病源候论·虚劳病诸候下》）。还有津液，"营气者，泌其津液，注之于脉，化以为血"（《灵枢·邪客》），"中焦出气如露，上注溪谷，而渗孙脉，津液和调，变化而赤为血"（《灵枢·痈疽》）。津液可以化生为血，不断补充血液量，以使血液满盈。"津亦水谷所化，其浊者为血，清者为津，以润脏腑、肌肉、脉络，使气血得以周行通利而不滞者，此也。凡气血中，不可无此，无此则槁涩不行矣"（《读医随笔·气血精神论》）。

由此可见，水谷精微、营气、津液、精髓等均为生成血液的物质基础。但津液和营气都来自于饮食经脾和胃的消化吸收而生成的水谷精微。所以，就物质来源而言，水谷精微和精髓则是血液生成的主要物质基础。

血液生成与心、肺、脾、肝、肾等脏腑的功能均有着密切的关系。首先，心主血脉，一则行血以输送营养物质，使全身各脏腑获得充足的营养，维持其正常的功能活动，从而促进血液的生成。二则水谷精微通过脾的转输升清作用，上输于心肺，在肺中吐故纳新之后，复注于心脉化赤而变成新鲜血液。所以说："血乃中焦之汁，流溢于中以为精，奉心化赤而为血。"（《侣山堂类辨·辩血》）"奉心化赤而为血"是说心也参与血液的生成。"血为心火之化，以其为心火所成……故经谓心生血，又云血属于心。"（《医碥·血》）肺通过主一身之气的作用，使脏腑之功能旺盛，从而促进了血液的生成。肺在血液生成中的作用，主要是通过肺朝百脉、主治节的作用而实现的。"中焦亦并胃中，出上焦之后，此所受气者，泌糟粕，蒸津液，化其精微，上注于肺脉，乃化而为血"（《灵枢·营卫生会》）。脾胃消化吸收的水谷精微，化生为营气和津液等营养物质，通过经脉而汇聚于肺，赖于肺的呼吸，在肺内进行气体交换之后方化而为血。肝主疏泄而藏血。肝脏是一个贮血器官。因精血同源，肝血充足，故肾亦有所藏，精有所资，精充则血足。另外，肝脏也是一个造血器官，所以《黄帝内经》云："肝……其充在筋，以生血气。"（《素问·六节藏象论》）肾藏精，精生髓。精髓也是化生血液的基本物质，故有血之源头在于肾之说。"血之与气，异名同类，虽有阴阳清浊之分，总由水谷精微所化。其始也混然一区，未分清浊，得脾气之鼓运，如雾上蒸于肺而为气；气不耗，归精于肾而为精；精不泄，归精于肝而化清血"（《张氏医通·诸血门》）。

血液正常循行必须具备两个条件，一方面是脉管系统的完整性，另一方面是全身各脏腑发挥正常生理功能，特别是与心、肺、肝、脾等四脏的关系尤为密切。心主血脉，"人心动，则血行诸经"（《医学入门·脏腑》）。心为血液循行的动力，脉是血液循行的通路，血在心的推动下循行于脉管之中。心脏、脉管和血液构成了一个相对独立的系统。心气是维持心的正常搏动，从而推动血液循行的根本动力。全身的血液，依赖心气的推动，通过经脉而输送到全身，发挥其濡养作用。心气充沛与否，心脏的搏动是否正常，在血液循环中起着十分关键的作用。心脏的搏动是血液运行的基本动力，而血非气不运，血的运行，又依赖气的推动，随着气的升降而运至全身。肺司呼吸而主一身之气，调节着全身的气机，辅助心脏，推动和调节血液的运行。"肺主气，心主血。肺之呼吸以行脏腑之气；心因之一舒一缩，以行经络之血。肺金清肃，其气下行，肾则纳之，归于中宫，助真火，蒸饮食，化精微，以为生元气之根本。呼吸由此而起，声音由此而出，人之强弱寿夭，悉本于此。心脏舒出紫血之浊气，缩入赤血之清气。赤血即受肺吸入清气生气，由心运行血脉管，滋养周身之精血也；紫血即受脏腑经脉浊气、毒气改变之血，由回血管复运行肺内，待呼出浊气，得吸入之清气，则紫血复变为赤血，仍流布周身之内，以养身命。人身之血脉运行，周而复始也"（《医易一理·气血论》）。五脏六腑之血全赖脾气统摄，脾之所以统血，与脾为气血生化之源密切相关。脾气健旺，气血旺盛，则气之固摄作用也就健全，而血液就不会溢出脉外，以致引起各种出血。肝主藏血，具有贮藏血液和调节血流量的功能。根据人体动静的不同情况，调节脉管中的血液流量，使脉中循环血液维持在一个恒定水平上。此外，肝主疏泄能调畅气机，一方面保障着肝本身的藏血功能，另一方面对血液通畅地循行也起着一定的作用。

血的生理功能是营养滋润全身，全身各部（内脏、五官、九窍、四肢、百骸）无一不是在血的濡养作用下而发挥功能的。"目得之而能视，耳得之而能听，手得之而能摄，掌得之而能握，足得之而能步，脏得之而能液，腑得之而能气。是以出入升降，濡润宣通者，由此使然也"（《金匮钩玄·血属阴难成易亏论》）。血的濡养作用可以从面色、肌肉、皮肤、毛发等方面反映出来。"故凡为七窍之灵，为四肢之用，为筋骨之和柔，为肌肉之丰盛，以至滋脏腑，安神魂，润颜色，充营卫，津液得以通行，二阴得以调畅，凡形质之所在，无非血之用也"（《景岳全书·血证》）。

二、精的生成代谢

精即精气，在中医学上，精的含义主要有五个方面。

其一，精泛指构成人体和维持生命活动的基本物质。"夫精者，身之本也"（《素问·金匮真言论》）。精包括先天之精和后天之精。禀受于父母，充实于水谷之精，而归藏于肾者，谓之先天之精。由饮食化生的精，称为水谷之精。水谷之精输布到五脏六腑等组织器官，便称为五脏六腑之精。泛指之精又称为广义之精。

其二，指生殖之精，即先天之精。系禀受于父母，与生俱来，为生育繁殖，构成人体的原始物质。"两神相搏，合而成形，常先身生，是谓精"（《灵枢·决气》）。生殖之精又称为狭义之精。

其三，指脏腑之精，即后天之精。

其四，精是指精、血、津、液的统称，"精有四：曰精也，曰血也，曰津也，曰液也"（《读医随笔·气血精神论》）。

其五，精指人体正气。"邪气盛则实，精气夺则虚"（《素问·通评虚实论》），"邪气有微甚，故邪盛则实；正气有强弱，故精夺则虚"（《类经·疾病类》）。

人之精根源于先天而充养于后天，"人之始生，本乎精血之原；人之既生，由乎水谷之养。非精血，无以充形体之基；非水谷，无以成形体之壮"（《景岳全书·脾胃》）。从精的来源言，则有先天与后天之分。人之始生，秉精血以成，借阴阳而赋命。父主阳施，犹天雨露；母主阴受，若地资生。男女媾精，胎孕乃成。"一月为胞胎，精气凝也；二月为胎形，始成胚也"（《颅囟经》）。所谓"人始生，先成精"（《灵枢·经脉》），"精合而形始成，此形即精，精即形也"

（《景岳全书·小儿补肾论》）。父母生殖之精结合，形成胚胎之时，便转化为胚胎自身之精，此即禀受于父母以构成脏腑组织的原始生命物质。《济生集·保胎记》言："胎成之后，阳精之凝，尤仗阴气护养。故胎婴在腹，与母同呼吸，共安危。"胚胎形成之后，在女子胞中，直至胎儿发育成熟，全赖气血育养。胞中气血为母体摄取的水谷之精而化生。因此，先天之精，实际上包括原始生命物质，以及从母体所获得的各种营养物质，主要秘藏于肾。其次，后天之精，是胎儿月足离怀，出生之后，赖母乳以长气血，生精神，益智慧。"妇人乳汁乃冲任气血所化"（《景岳全书·妇人规下》）。脾胃为水谷之海，气血之父。"水谷之精气为营，悍气为卫，营卫丰盈，灌溉五脏。所以气足毛孔致密,腠理坚强,血足则颜色鲜妍,皮肤润泽"（《儿科萃精·疳解》）。"以人之禀赋言，则先天强厚者多寿，先天薄弱者多夭。后天培养者寿者更寿，后天斫削者夭者更夭"（《景岳全书·先天后天论》），脾胃为人生后天之根本，人之既生赖水谷精微以养，脾胃强健，"饮食增则津液旺，自能充血生精也"（《存存斋医话稿》）。脾胃运化水谷之精微，输布到五脏六腑而成为五脏六腑之精，以维持脏的生理活动，其盈者藏于肾中。"肾者，主蛰，封藏之本，精之处也"（《素问·六节藏象论》）。人体之精主要藏于肾中，虽有先天和后天之分，但"命门得先天之气也，脾胃得后天之气也，是以水谷之精本赖先天为之主，而精血又必赖后天为之资"（《景岳全书·脾胃》），两者相互依存，相互促进，借以保持人体之精气充盈。

精是构成人体和维持人体生命活动的精微物质，其生理功能有繁衍生殖，生长发育，生髓化血，濡润脏腑等作用。人以水谷为本，受水谷之气以生，饮食经脾胃消化吸收，转化为精。水谷精微不断地输送到五脏六腑等全身各组织器官之中，起着滋养作用，维持人体的正常生理活动。其剩余部分则归藏于肾，储以备用，肾中所藏之精，既贮藏又输泄，如此生生不息。故曰："肾者，主受五脏六腑之精而藏之，故五脏盛乃能泄，是精藏于肾而非生于肾也。五脏六腑之精，肾实藏而司其输泄，输泄以时，则五脏六腑之精相续不绝。"（《素问·六节藏象论》）

三、气的生成代谢

气是一种至精至微的物质。中国古代哲学认为气是构成宇宙和天地万物的最基本元素。运动是气的根本属性，气的胜复作用即气的阴阳对立统一，是物质世界运动变化的根源。气和形及其相互转化是物质世界存在和运动的基本形式，天地万物的发生、发展和变化，皆取决于气的气化作用。中医学认为人是天地自然的产物，人体也是由气构成的，人体是一个不断发生着形气转化、升降出入气化作用的运动着的有机体，并以此阐述了人体内部气化运动的规律。

中医学认为"气"是宇宙的本原，人既然生活在气交之中，就必然和宇宙万物一样，都是由气构成的，都是天地形气阴阳相感的产物，是物质自然界有规律地运动变化的结果。故"人以天地之气生，四时之法成""天地合气，命之曰人"（《素问·宝命全形论》）。在中医学中，精气（精）的医学含义，则泛指天地阴阳五行之气内化于人体之中而形成的，构成人体和维持人体生命活动的精微物质，包括先天之精和后天之精。在论述生命的形成时，精气则特指生殖之精和与生俱来的生命物质，是人体生命的基础。同时，又进一步指出生命是由精气直接形成的。故曰："夫精者，身之本也"（《素问·金匮真言论》），"两神相搏，合而成形，常先身生，是谓精"（《灵枢·决气》），"故生之来谓之精，两精相搏谓之神"（《灵枢·本神》）。

气化作用是生命活动的基本特征，即人的生命机能来源于人的形体，人的形体又依靠摄取天地自然界的一定物质才能生存。生命活动是物质自然界的产物，人类必须同自然界进行物质交换，才能维持生命活动。"天食人以五气，地食人以五味。五气入鼻，藏于心肺，上使五色修明，音声能彰。五味人口，藏于肠胃，味有所藏，以养五气，气和而生，津液相成，神乃自生"（《素问·六节藏象论》）。

人是自然界的产物，禀天地之气而生，依四时之法而成。天地阴阳五行之气内化于人体，构成了人体生理之气。生理之气是维持人体生命活动的物质基础，其运动变化规律也是人体生命的活动规律。人与天地相应，人体与自然界不仅共同受阴阳五行之气运动规律的制约，而且许多具体的运动规律也是相通应的。天地之气有阴阳之分，人体之气亦有阴阳之分，故"人生有形，不离阴阳"（《素问·宝命全形论》），"阴平阳秘，精神乃治，阴阳离决，精气乃绝"（《素问·生气通天论》）。人体之气和自然之气的运动变化服从统一的规律，"人之常数"亦即"天之常数"（《素问·血气形志》），"天地之大纪，人神之通应也"（《素问·至真要大论》）。气是真实存在而至精至微的生命物质，是生命活动的物质基础，负载着生命现象。人生所赖，惟气而已。"惟气以形成，气聚则形存，气散则形亡""气聚则生，气散则死"（《医门法律·明胸中大气之法》）。所以说，气是构成人体和维持人体生命活动的最基本物质。

人体之气，就生命形成而论，"生之来谓之精"（《灵枢·本神》），有了精才能形成不断发生升降出入的气化作用的机体，则精在气先，气由精化。其中，先天之精可化为先天之气，后天之精所化之气与肺吸入的自然界的清气相合而为后天之气。先天之气与后天之气相合而为人体一身之气。

人体的气，源于先天之精气和后天摄取的水谷精气与自然界的清气，通过肺、脾、胃和肾等脏腑的生理活动作用而生成。构成和维持人体生命活动的气，其来源有二：一为先天之精气。先天之精气是生命的基本物质，禀受于父母，故称之为先天之精。"生之来谓之精"（《灵枢·本神》），人始生，先成精，没有精气就没有生命。"方其始生，赖母以为之基，坤道成物也；赖父以为之楯，阳气以为捍卫也"（《黄帝内经灵枢注证发微·天年第五十四》）。二为后天之精气。后天之精气是出生之后，从后天获得的，故称后天之精。气由精化，后天之精化而为后天之气。呼吸之清气，通过人体本能的呼吸运动所吸入的自然界的新鲜空气，又称清气、天气、呼吸之气。

水谷之精气，又称谷气、水谷精微，是饮食中的营养物质，是人赖以生存的基本要素。人摄取饮食之后，经过胃的腐熟，脾的运化，将饮食中的营养成分化生为能被人体利用的水谷精微，输布于全身，滋养脏腑，化生气血，成为人体生命活动的主要物质基础。故"人之所受气者谷也"（《黄帝内经灵枢集注·玉版第六十》），"人以水谷为本，故人绝水谷则死"（《素问·平人气象论》）。如初生婴儿，一日不食则饥，七日不食则肠胃枯竭而死，可见人类一有此身，必资谷气入胃，洒陈于六腑，和调于五脏，以生气血，而人资之以为生。

人体之气从其本源看，是由先天之精气、水谷之精气和自然界的清气，三者相结合而成的。气的生成有赖于全身各脏腑组织的综合作用，其中与肺、脾、胃和肾等脏腑的关系尤为密切。气的生成，一者靠肾中精气、水谷精气和自然界清气供应充足；二者靠肺、脾、肾三脏功能的正常。其中以脾、肺更为重要。故临证所谓补气，主要是补脾、肺两脏之气。气的生理功能主要有推动作用、温煦作用、防御作用。其中防御作用，是指气护卫肌肤、抗御邪气的作用，故"正气存内，邪不可干"（《素问·刺法论》），"邪之所凑，其气必虚"（《素问·评热病论》）。气是维持人体生命活动的物质基础，气盛则人体脏腑经络的机能旺盛，人体脏腑经络机能旺盛则抗病能力旺盛，即正气强盛。"气得其和则为正气，气失其和则为邪气"（《医门法律·先哲格言》）。此外，气还有固摄作用，指气对血、津液、精等液态物质的稳固、统摄，以防止无故流失的作用。

人体的气化运动是永恒的，存在于生命过程的始终，没有气化就没有生命，故曰："物之生，从乎化，物之极，由乎变，变化之相薄，成败之所由也。"（《素问·六微旨大论》）气的运动，是气的根本属性，是自然界一切事物发生发展变化的根源，故称气的运动为气机。气机升降出入运动，就是气的交感作用。人体是不断地发生着升降出入的气化作用的机体。人体的气处于不断的运动之中，它流行于全身各脏腑、经络等组织器官，无处不有，时刻推动和激发着人体的各种生理活动。气的升降出入运动一旦停止，就失去了维持生命活动的作用，人的生命活动也就终止了。

自《黄帝内经》以后，历代医家多宗"气本一元"之说。认为"气有外气，天地之气也；有内气，人身之元气也。气失其和则为邪气，气得其和则为正气，亦为真气。但真气所在，其义有三，曰上、中、下也。上者，所受于天，以通呼吸者也；中者，生于水谷，以养营卫也；下者，气化于精，藏于命门；人之所赖，惟此气耳"（《医门法律·先哲格言》），"身形之中，有营气，有卫气，有宗气，有脏腑之气，有经络之气，各为区分"（《医门法律·明胸中大气之法》）。喻昌氏将人身所有的气统属于真气，何梦瑶亦认为"气一耳，以其行于脉外，则曰卫气；行于脉中，则曰营气；聚于胸中，则曰宗气。名虽有三，气本无二"（《医碥·气》）。

基于"气本一元"之说，就元气、宗气、营气和卫气而言，元气在生命之初，源于父母之精，是生命物质系统中最高层次、最根本的气，对人体的代谢和机能起推动和调节作用，"元气者，天地之精微也"。宗气又名大气，由肺吸入的清气与脾胃化生的水谷精气结合而成，其形成于肺，聚于胸中者，谓之宗气。宗气在胸中积聚之处，称作"上气海"，又名膻中。营气，是血脉中的具有营养作用的气。因其富于营养，故称为营气。所以说"营气者，出于脾胃，以濡筋骨、肌肉、皮肤，充满推移于血脉之中而不动者也"（《读医随笔·气血精神论》）。营气与卫气相对而言，属于阴，故又称为"营阴"。卫气，卫，有"护卫""保卫"之义。卫气是行于脉外之气。卫气与营气相对而言，属于阳，故又称"卫阳""盖阳气为卫，卫气者，所以温分肉，充皮毛，肥腠理，司开合，此皆卫外而为固也"（《卫生宝鉴·阴盛阳虚汗之则愈下之则死》）。卫气，其性剽疾滑利，活动力强，流动迅速。所以说"卫者，水谷之悍气也"（《素问·痹论》）。

除上述外，还有"脏腑之气""经络之气"等。所谓"脏腑之气"和"经络之气"，也是由真气所派生的，真气分布于某一脏腑或某一经络，即成为某脏腑或某经络之气，它属于人体气的一部分，是构成各脏腑、经络的最基本物质，也是推动和维持各脏腑经络进行生理活动的物质基础。"诸气随所在而得名，实一元气也"（《医宗金鉴·删补名医方论》）。中医学理论对于气的论述名称还有很多，如正气与邪气；风、寒、暑、湿、燥、火等六种正常气候，称之为"六气"；

异常状态下的六气，又称之为"六淫"；中药的寒、热、温、凉四种性质称作"四气"等。由此可见，"气"在中医学里是一字多义，或作"性质"，或作"功能"，或作"气候"等等。这些气和我们所论述的构成人体最基本物质的"气"是有区别的。

综前所述，在人体之中，血、精、气、神等，不是单独存在的，它们之间关系密切，支持着人的生命存在和生命活动的需要。血是最基本的物质存在形式，由人摄取自然物质转化水谷精微形成。血可以生精，血足精才会旺；有精以后可以化气，精足气才生；有气以后可以养神，气足之后神得养才明。与人而言，先有神，随着生长发育有顺化的模式，即神化气，气化精，精成物容易败泄。

四、津液的生成代谢

津液是人体一切正常水液的总称，虽然存在形式容易让人们忽视，但对人体正常的新陈代谢起着重要作用。津液包括各脏腑组织的正常体液和正常的分泌物，比如胃液、肠液、唾液、关节液等。习惯上也包括代谢产物中的尿、汗、泪等内容。"汗与小便，皆可谓之津液，其实皆水也"（《读医随笔·气血精神论》）。津液以水分为主体，含有大量营养物质，是构成人体和维持人体生命活动的基本物质。"人禀阴阳二气以生，有清有浊。阳之清者为元气，阳之浊者为火；阴之清者为津液，阴之浊者即为痰"（《罗氏会约医镜·论痰饮》）。

津液的内容，不包括血液。所以在人体内，除血液之外，其他所有正常的水液均属于津液范畴。津液广泛存在于脏腑、形体、官窍等器官组织之内和组织之间，起着滋润、濡养的作用。津还能载气，全身之气以津液为载体而运行全身并发挥其生理作用。津液又是化生血液的物质基础内容，与血液的生成和运行有密切关系。所以说，津液是构成人体的基本物质，也是维持人体生命活动的基本物质。

津与液虽合在一起，但又是两种事物，有着一定的区别。性质清稀，流动性大，主要布散于体表皮肤、肌肉和孔窍等部位，渗入血脉，起滋润作用的称为津；性较为稠厚，流动性较小，灌注于骨节、脏腑、脑、髓等组织器官，起濡养作用的称之为液。"津液各走其道，故三焦出气，以温肌肉，充皮肤，为其津；其流而不行者，为液"（《灵枢·五癃津液别》）。

津液的生成、输布和排泄，是涉及多个脏腑的一系列生理活动的复杂的生理过程。"饮入于胃，游溢精气，上输于脾，脾气散精，上归于肺，通调水道，下输膀胱，水精四布，五经并行"（《素问·经脉别论》），是对津液代谢过程的简要概括。其来源于饮食,是通过脾、胃、小肠和大肠消化吸收饮食中的水分和营养而生成。

脾胃腐熟运化,胃为水谷之海,主受纳腐熟,赖游溢精气而吸收水谷中部分精微。"水之入胃,其精微洒陈于脏腑经脉,而为津液"(《读医随笔·燥湿同形同病》)。脾主运化,将胃肠吸收的谷气与津液上输于心肺,而后输布全身。故曰:"津液与气入于心,贯于肺,充实皮毛,散于百脉。"(《脾胃论·脾胃胜衰论》)小肠主液,小肠泌别清浊,吸收饮食中大部分的营养物质和水分,上输于脾,而布散全身,并将水液代谢产物经肾输入膀胱,把糟粕下输于大肠。大肠主津,大肠接受小肠下注的食物残渣和剩余水分,将其中部分水分重新吸收,使残渣形成粪便而排出体外。大肠通过其主津功能参与人体内津液的生成。

津液的生成是在脾的主导下,由胃、小肠、大肠的参与而共同完成的,但与其他脏腑也有关系。津液的生成取决于两点:其一是充足的水饮类食物,即生成津液的物质基础;其二是脏腑功能正常,特别是脾胃、大小肠的功能正常。

津液的输布过程主要依靠脾、肺、肾、肝、心和三焦等脏腑生理功能的综合作用而完成。心主血脉,"中焦蒸水谷之津液,化而为血,独行于经隧"(《侣山堂类辨·辨血》),"津液和调,变化而赤为血"(《灵枢·痈疽》)。心属火,为阳中之太阳,主一身之血脉。津液和血液赖心阳之动力,方能正常运行,环周不休。脾气散精,脾主运化水谷精微,通过其转输作用,一方面将津液上输于肺,由肺的宣发和肃降,使津液输布全身而灌溉脏腑、形体和诸窍。另一方面,又可直接将津液向四周布散至全身,即脾有"灌溉四旁"之功能,又有所谓"脾主为胃行其津液"(《素问·厥论》)的作用。肺主行水,通调水道,为水之上源。肺接受从脾转输而来的津液之后,一方面,通过宣发作用,将津液输布至人体上部和体表,另一方面,通过肃降作用,将津液输布至肾和膀胱以及人体下部形体。肾主津液"肾者水脏,主津液"(《素问·逆调论》)。肾对津液输布起着主宰作用,主要表现在两个方面。其一,肾中阳气的蒸腾气化作用,是胃"游溢精气"、脾的散精、肺的通调水道,以及小肠的分别清浊等作用的动力,推动着津液的输布。其二,由肺下输至肾的津液,在肾的气化作用下,清者蒸腾,经三焦上输于肺而布散于全身,浊者化为尿液注入膀胱。肝主疏泄,使气机调畅,三焦气治,气行则津行,促进了津液的输布环流。三焦决渎,三焦为"决渎之官",气为水母,气能化水布津,三焦对水液有通调决渎之功,是津液在体内流注输布的通道。

津液的排泄,主要依赖于肺、脾、肾等脏腑的综合作用,其具体排泄途径为：肺气宣发，经呼气作用将津液输布到体表皮毛，被阳气蒸腾而形成汗液，由汗孔排出体外。肺主呼吸，肺在呼气时也带走部分津液（水分）。尿液为津液代谢的最终产物，其形成虽与肺、脾、肾等脏腑密切相关，但尤以肾为最。肾之气化作用与膀胱的气化作用相配合，共同形成尿液并排出体外。肾在维持人体津液代谢平衡中起着关键作用，所以说"水为至阴，其本在肾"（《罗氏会约医镜·论肿胀》）。大肠排出的水谷糟粕所形成的粪便中亦带走一些津液。腹泻时，大便中含水多，带走大量津液，易引起伤津。津液代谢的生理过程，需要多个脏腑的综合调节，其中尤以肺、脾、肾三脏为要，故曰："盖水为至阴，故其本在肾；水化于气，故其标在肺；水惟畏土，故其制在脾。"（《景岳全书·肿胀》）

津液的功能主要包括滋润濡养、化生血液、调节阴阳和排泄废物等。滋润濡养，即津液以水为主体，具有很强的滋润作用，富含多种营养物质，具有营养功能。津之与液，津之质最轻清，液则清而晶莹，厚而凝结。精、血、津、液四者在人之身，血为最多，精为最重，而津液之用为最大。内而脏腑筋骨，外而皮肤毫毛，莫不赖津液以濡养。"津亦水谷所化，其浊者为血，清者为津，以润脏腑、肌肉、脉络，使气血得以周行通利而不滞者此也。凡气血中不可无此，无此则槁涩不行矣……液者，淖而极厚，不与气同奔逸者也，亦水谷所化，藏于骨节筋会之间，以利屈伸者。其外出孔窍，曰涕、曰涎，皆其类也"（《读医随笔·气血精神论》）。分布于体表的津液，能滋润皮肤，温养肌肉，使肌肉丰润，毛发光泽；体内的津液能滋养脏腑，维持各脏腑的正常功能；注入孔窍的津液，使口、眼、鼻等九窍滋润；流入关节的津液，能温利关节；渗入骨髓的津液，能充养骨髓和脑髓。津液化生血液，即津液经孙络渗入血脉之中，成为化生血液的基本成分之一。津液使血液充盈，并濡养和滑利血脉，而血液环流不息。故"中焦出气如露，上注溪谷，而渗孙脉，津液和调，变化而赤为血"（《灵枢·痈疽》），"水入于经，其血乃成"（《儒门事亲·论火热二门》）。调节阴阳，即津液作为阴精的一部分，对调节人体的阴阳平衡起着重要作用。脏腑之阴的正常与否，与津液的盛衰是分不开的。人体根据体内的生理状况和外界环境的变化，通过津液的自我调节使机体保持正常状态，以适应外界的变化。如寒冷的时候，皮肤汗孔闭合，津液不能借汗液排出体外，而下降入膀胱，使小便增多；夏暑季节，汗多则津液减少下行，使小便减少。当体内水液流失后，则需多饮水以增加体内的津液。"水谷入于口，输于肠胃，其液别为五，天寒衣薄则为溺与气，天热衣厚则为汗"（《灵枢·五癃津液别》），由此调节机体的阴阳平衡，从而维持人体的正常生命活动。津液排泄废物，即津液在其自身的代谢过程中，能把机体的代谢产物通过汗、尿等方式不断地排出体外，使机体各脏腑的气化活动正常。

第七节　四时养身调护

自然界四时阴阳与人体五脏在生理和病理上有密切关系。故《黄帝内经》有"肝旺于春""心旺于夏""脾旺于长夏""肺旺于秋""肾旺于冬"之治。《素问·四时刺逆从论》又指出"春气在经脉，夏气在孙络，长夏在肌肉，秋气在皮肤，冬气在骨髓中"，说明经气运行随季节而发生变化。所以，要根据四时变化，五行生克制化之规律，保养五脏，进行保健治疗。

《素问·八正神明论》曰："天温日明，则人血津液而卫气浮，故血易泻，气易行，天寒日阴，则人血凝泣而卫气沉。"《灵枢·五癃津液别》云："天暑腠理开故汗出……天寒则腠理闭，气湿不行，水下留于膀胱，则为溺与气。"说明春夏阳气发泄，气血易趋向于表，故皮肤松弛，疏泄多汗等；秋冬阳气收藏，气血易趋向于里，表现为皮肤致密少汗多溺等。

四时气候有异，每一季节各有不同特点，因此除了一般疾病外，还有些季节性多发病。例如，春季多温病，秋季多疟疾等。《素问·金匮真言论》曰："故春善病鼽衄，仲夏善病胸胁，长夏善病洞泄寒中，秋善病风疟，冬善病痹厥。"此外，某些慢性宿疾，往往在季节变化和节气交换发作或增剧。

一天之内随昼夜阴阳消长进退，人的新陈代谢也发生相应的改变。《灵枢·顺气一日分为四时》云："以一日分为四时，朝则为春、日中为夏、日入为秋、夜半为冬。"虽然昼夜寒温变化的幅度并没有像四季那样明显，但对人体仍有一定的影响。《素问·生气通天论》曰："故阳气者，一日而主外，平旦人气生，日中而阳气隆，日西而阳气已虚，气门乃闭。"说明人体阳气白天多趋向于表，夜晚多趋向于里。由于人体阳气有昼夜的周期变化，所以对人体病理变化亦有直接影响。正如《灵枢·顺气一日分为四时》所载"夫百病者，多以旦慧、昼安、夕加、夜甚……朝则人气始生，病气衰，故旦慧；日中人气长，长则胜邪，故安；夕则人气始衰，邪气始生，故加；夜半人气入脏，邪气独居于身，故甚也"。根据此理论，人们可以利用阳气的节律，安排工作、学习，发挥人类的智慧和潜能，以求达到最佳的效果。同时，还可以据此指导人类的日常生活安排，提高人体适应自然环境的能力，使之为人类养生服务。

人体的生物节律不仅受太阳的影响，而且还受月亮盈亏的影响。《素问·八正神明论》曰："月始生，则血气始精，卫气始行；月郭满，则血气实，肌肉坚；月郭空，则肌肉减，经络虚，卫气去，形独居。"这说明人体生理的气血盛衰与月亮盈亏直接相关，故《素问·八正神明论》记载了"月生无泻，月满无补，月郭空无治"的原则。这是因为人体的大部分是由液体组成，月球吸引力就像引起海洋潮汐那样对人体中的体液发生作用，这就叫做生物潮。它随着月相的盈亏，对人体产生不同影响。满月时，人头部气血最充实，内分泌最旺盛，容易激动。现代医学研究证实，妇女的月经周期变化、体温、激素、性器官状态、免疫功能和心理状态等都以一月为一个周期。正如《妇人大全良方·调经门》所载"常以三旬一见，以象月则盈亏也"。婴儿的出生也受月相影响，月圆出生率最高，新月前后最低。美国精神病学家利伯解释为：人体的每个细胞就像微型的太阳系，具有微弱的电磁场，月亮产生的强大的电磁力能影响人的荷尔蒙、体液和兴奋神经的电解质的复杂平衡，这就引起了人的情绪和生理的相应变化。

地理环境的不同和地区气候的差异，在一定程度上，也影响着人体的生理活动。由于地域环境的不同，人们的体质和疾病情况也不一样。因此，要根据具体情况，做出不同的处理。中医倡导"上工治未病"，也就是人与自然结合的养生方法。传统饮食养生学，是指在传统医学理论的指导下，研究食物的性质，利用饮食来达到营养机体、保持或促进健康、防治疾病的目的。传统饮食养生学特别强调天人相应、调补阴阳和审因用膳的观点，在营养保健学方面独具特色。天人相应，也指人体的饮食应与自己所处的自然环境相适应。例如，生活在潮湿环境中的人群适量地多吃一些辛辣食物，对驱除寒湿有益；而辛辣食物并不适于生活在干燥环境中的人群，所以说各地区的饮食习惯常与其所处的地理环境有关。一年四季不同时期的饮食也要同当时的气候条件相适应。调补阴阳，是指通过合理饮食的方法来调节人体阴阳的平衡。传统饮食养生学认为，人体在正常情况下应该保持"阴平阳秘"的健康状况，如果机体失去阴阳的平衡状态就会产生疾病，此时可以通过饮食来调节阴阳以保持健康。审因用膳，是指根据个人的机体情况来合理地调配膳食。我们知道人体需要全面而均衡的各种营养成分，所以《素问·五常政大论》提出"谷肉果菜，食养尽之"。在保证全面营养的前提下，还应根据每个人的不同情况适当地调配饮食结构。

天人合一即人与自然合一的和谐境界，这里所说的是自然的本质。自然的形式有变化、有生有灭，自然的本质没有变化和生灭。人的精神与自然的同一性，是高于一切形式的存在。所谓的"天人合一"，也就是自心不被一切形式所迷，回归自身本性而达到的永恒境界。"归根复性""返本还原""西方极乐"等说法不一，但其内在本质指的都是同一种精神境界，也是同一种精神成果。《道德经·一章》对于天人合一理念有基本表述："道可道，非常道；名可名，非常名。无名，天地之始；有名，万物之母。故常无，欲以观其妙；常有，欲以观其徼。此两者，同出而异名，同谓之玄，玄之又玄，众妙之门。"这段话概括了天体运行的变化之微妙，万物并不感到突然而适应，而慧悟了知之人应效仿其规律，了知其中的奥妙，得到其中效用。

宇宙大天地，人体小乾坤，本是同根同源，人是天地自然的一分子。正确明了的认知，可以迎于天地之有动，合于自然之规律，顺应四时，合理地安排起居、饮食，让自身得到天地自然的养护，从而获得应有的健康。认识天地自然，依靠天地自然，根据天地自然之允，有计划地调摄养护，从而实现更好地生存和发展意愿，这是人从天地自然中得到的智慧。

第四章　中医心身医学的临床体系

中医心身医学立足于心身整体观，其理论与临床应用涉及人的生命健康乃至生存发展等诸多方面，因此，它不仅对心身疾病临床治疗具有独特的优势，而且对人的心理认知和文化素养等方面的培育都具有积极作用。中医心身医学的临床体系是指临床中应用于心身疾病治疗、预后、康复等方面的方法、理论与实践，脱胎于中医学临床体系。在临床实践中，中医心身医学的临床体系更加注重疾病发生、发展、转归过程中的心身变化，着重于心身的整体治疗与调护。首先，临床药物注重道地中药材，符合天人合一整体观；其次，临床施治关注标本关系，符合治病求本辨证论；再次，康复调养讲究心身同治，符合心身整体观；最后，临床医者需德行优良，以达医者上德的中医传统要求，从而帮助患者达到心身的全面治愈。

第一节　中药源于自然

中药是指在中医理论指导下，用于预防、诊断、治疗疾病并具有康复与保健作用的物质。中药主要来源于天然药物及其加工品，包括植物药、动物药、矿物药及部分化学、生物制品类药物。由于中药以植物药居多，故有"诸药以草为本"的说法。

中医临床应用的药物，基本上都是自然中的产物，属于天然药材。天然药材的分布和生产，离不开一定的自然条件，各种药材的生产，无论品种、产量和质量都有一定的地域性，所以自古以来医家非常重视道地药材。所谓道地药材，又称地道药材，是优质纯真药材的专用名词，即指历史悠久、产地适宜、品种优良、产量宏丰、炮制考究、疗效突出且具有地域特点的药材。

中医心身医学的临床应用秉承天人合一的整体观理念，它认为人的心身是一个有机的整体并与自然息息相关，当七情内伤耗损脏腑精气形成本虚之时则易感自然六淫，从而形成心身共病。临床中，心身疾病治疗所用的中药源于自然，具有自然本来的特性，它们不仅可以治疗人的身体疾患，还可以对人的心理、情志达到疏导与调节作用。中药在临床应用中，通过科学的合理配伍，可达到心身同调的临床疗效。

中药之所以能够针对病情，是由于各种药材本身所具有的特性和作用，前人将之称为药材的偏性，并把药材与疗效有关的性质和作用统称为药性。《神农本草经》在药物的剂型上有详细说明，对药物治病、取效有客观评价，强调了辨证施药，重视服药时间与疗效的关系，践行"药有阴阳"的理论，说明药有"酸、咸、甘、苦、辛"五味，"寒、热、温、凉"四气，"有毒无毒，斟酌其宜"，"七情和合"等。

中药在自然中生成，具有自然本来的属性与特征。正如中国古代哲学所认识的，即使是一粒谷子，也蕴含着无限的生机和能量的本源，如《道德经·第六章》云："谷神不死，是谓玄牝。玄牝之门，是谓天地根，绵绵若存，用之不勤。"意思是说，谷神作为元始的母体，具有生养的作用，万物都从原始母体之门产生，可以说是万物的本根，并且绵绵不绝，使用永远不会穷尽。"谷神"并非主管粮食的神，谷是两山之间的空隙，神乃玄妙之意，而"玄牝"指母性动物的生殖器官，万物孕育就像人从母亲的生殖器官生孩子一样。一粒谷子里面，同样具备着相应的模式，蕴含着这个"谷神"的作用。正因如此，中药对人类的帮助和对疾病的治疗价值不可估量。

第二节　临床辨证施治

中医心身医学是中医学体系中的一部分，其所治疾病的病因产生都与心身失调有密切关系。前面已经介绍过，中医心身医学中的"心"和"身"都有相应的意义范畴。"心"的范畴所及，"身"的范畴所及，二者形成重复的部分就是中医心身医学的适用范围。基于五脏藏神理论可知，从治疗病证来说，总体以五脏失调为主要病机。

一、心身疾病的五脏辨证

五脏藏神是说人的五种情志活动即神、魂、意、魄、志各藏于其所属之脏，以发挥其情志作用，《素问·宣明五气篇》曰："五脏所藏，心藏神，肺藏魄，肝藏魂，脾藏意，肾藏志。"心藏神，为生命活动的主宰；肺藏魄，体现形体动作的反应能力；肝藏魂，体现精神意识的感应能力；脾藏意，体现人的思想活动能力；肾藏精与志，精能化髓，髓通于脑，脑为志所居，体现人的记忆能力。

人的情志属于藏象的一部分，其是脏腑功能外化的一个表现，与脏腑的关系概括起来就是脏生情、情调脏。内有情生，外合邪入，五脏失衡的疾病，都是中医心身医学临床的适用范围。

人体的脏腑、经络、形体、官窍，各有不同的生理功能，但它们都必须在心神的主宰和调节下分工合作，共同完成整体生命活动。心神正常，则人体各脏腑的功能互相协调，彼此合作，全身安泰。神能驭气控精，调节血液和津液的运行输布，而精藏于五脏之中为五脏之精，五脏之精所化之气为五脏之气，五脏之气有推动和调控五脏的功能。因此，心神通过驾驭协调各脏腑之气以达到调控各脏腑功能之目的。由于心所藏之神有如此重要的作用，故称心为"五脏六腑之大主"（《灵枢·邪客》）。同时，心为神明之脏，主宰精神意识思维及情志活动，如《灵枢·本神》说："所以任物者谓之心。"心是可接受外界客观事物并作出反应，进行心理、意识和思维活动的脏器。这一复杂的精神活动实际上是在"心神"的主导下，由五脏协作共同完成的。由于心为藏神之脏，君主之官，生之本，五脏六腑之大主，故情志所伤，首伤心神，次及相应脏腑，导致脏腑气机紊乱。

五志与五脏的对应关系是心志为喜，肝志为怒，脾志为思，肺志为忧，肾志为恐。故五脏的功能正常与否，可直接关系到喜、怒、思、悲、恐的活动变化。而五志，喜、怒、思、悲、恐的变化也可影响到相应的脏腑机能活动，如心有余则笑不休，肝有余则怒不止等。同样，过喜伤心，过怒伤肝，过思伤脾，过悲伤肺，过恐伤肾。

临床心身疾病五脏失调常见症状如下。

1.心脏失调引起的常见疾病如：眩晕、失眠，心悸、心律不齐、房颤、冠心病、心绞痛等。

2.肝脏失调引起的常见疾病如：失眠，高血压、高血脂症、高血糖，月经不调、乳腺增生、子宫肌瘤、卵巢囊肿，消化不良、胃溃疡、消化道溃疡、十二指肠溃疡，胆囊炎、黄疸，急慢性肝炎、脂肪肝等。

3.脾脏失调引起的常见疾病如：腹泻、痔疮、便秘，异常出血、月经不调，肌无力，白细胞减少症，十二指肠溃疡、肠炎，胃下垂、胃窦炎、萎缩性胃炎，消化道肿瘤等。

4.肺脏失调引起的常见疾病如：鼻炎、咽炎、咳嗽、哮喘，气管炎、肺气肿、急慢性支气管炎，荨麻疹、痤疮等。

5.肾脏失调引起的常见疾病如：前列腺炎、泌尿系统炎症，更年期综合征、老年痴呆（阿尔兹海默病），脱发、腰痛、骨质增生等。

二、心身疾病的六腑辨证

人体以五脏为核心，五脏之间相互影响，因此一脏失调亦会导致其他脏的功能失调。不同的发病阶段，表现的临床症状不同，因此具体症状需具体分析。六腑附属于五脏，五脏失调为主因，六腑为传变。六腑疾病，也属于中医心身医学的临床辨证施治范畴。

（一）胆

胆的基本病理变化主要反映在胆汁贮藏和排泄障碍，以及心神不安等。胆汁分泌、排泄障碍多由情志所伤。肝失疏泄，或中焦湿热，阻遏肝胆气机。胆失疏泄，则胆汁分泌、排泄异常。胆汁排泄障碍，使肝气郁滞加剧，阻碍脾胃运化功能的正常进行，甚至可导致黄疸的发生。胆经郁热、挟痰，上扰心神，则可出现心烦、失眠、多梦易惊等。

（二）胃

胃的功能失调要从胃阴受损、胃阳失调以及胃气虚证这三个方面进行辨证。

胃阴受损多由火热之邪损伤胃中津液，从热证转化而来，或久病不复，消烁阴液所致。如情志郁火或嗜食辛辣炙煿之品化热伤胃，初期表现为胃腑机能亢进，火热蕴盛为主要病理特点，临床表现消谷善饥、口苦、恶心、呕吐，或见齿龈肿痛，衄血，呕血等。胃热日久耗伤胃阴，临床则发胃阴虚证。其病理变化，一方面受纳、腐熟功能减退，如不思饮食，或食后饱胀，或胃失和降，胃气上逆，则脘痞不舒、泛恶干呕；另一方面，阴津亏损，如口舌干燥、小便短少、大便秘结。

胃阳失调多由过食生冷，或过用寒凉克伐药物，伤损胃阳，或禀赋胃阳素虚所致。其病理变化，一方面寒邪伤阳，消化能力减退，常表现为腐熟能力不足，不能正常消化水谷，多见呕吐清水等饮食不化的症状；另一方面寒性凝滞，侵袭中焦，气机阻滞，则见胃脘冷痛，轻则绵绵不已，重则拘急作痛。

此外，临床还多见胃气虚证，常因饮食不节损伤胃气所致。素体虚弱，久病胃气不复等，也可导致胃气虚。其病理变化，一方面受纳功能减退而胃脘满闷、胃纳不佳、饮食乏味，甚至不思饮食等；另一方面胃失和降，气机上逆而见嗳气、呃逆、恶心、呕吐等。从病理联系来说，胃气虚证可与胃阴受损、胃阳失调两方面的病理变化相兼出现，即临床中，胃阴受损可兼见气虚的临床表现，胃阳失调亦可见胃气虚的相关症状。临证调理时，不仅本于阴阳变化，还需注重补益胃气，强化胃腑功能。

（三）小肠

小肠的病理变化主要表现为清浊不化，转输障碍，以小便不利、大便泄泻等为主要临床表现。如小肠失于受盛则见呕吐、食入腹痛，失于化物则见食入腹胀、完谷不化，清浊不化则上吐下泻、腹痛肠鸣等。小肠湿热多由湿热下注，或心移热于小肠所致，表现为小便频数，或尿液浑浊不清，或淋浊，或赤涩，或茎中痛等。小肠虚寒多因饮食不节，损伤脾胃所致，表现为肠鸣泄泻、腹痛喜按等。

（四）大肠

大肠有传导糟粕和吸收水分的功能，故大肠有病则传化失常，表现为大便异常，如泄泻、痢疾和大便秘结等。大肠热结多因燥热内结，或因肺移热于大肠，或湿热积滞等，使大肠津液缺乏而便秘，或热结旁流。大肠湿热，湿热积于大肠或寒湿化热，湿热下注，则生泄泻；若湿热与气血相搏，则痢下赤白、里急后重；若湿热阻滞经络，气滞血瘀，又可产生痔瘘等。大肠虚寒，脾阳不振，运化失常，或肾阳虚衰，阴寒内盛，则泄泻便溏、完谷不化，乃至滑脱不禁，或阳虚不运，或肺气虚衰，大肠传导无力而便秘。大肠液涸由大肠主津，津液枯涸，传导不畅，则津亏便秘。

（五）膀胱

膀胱的病理变化主要是膀胱气化失常，或气化不利，或气化无权。气化不利：或因邪实，或因肾阳不足，则气化不利，而尿少。癃化无权：肾失封藏，气失固摄，则气化无权，而遗尿、小便失禁等。湿热下注：或心火下移，或湿热下注膀胱，则可致尿频、尿急、尿道涩痛、尿血等。膀胱虚寒：多由肾气亏虚，固摄无权，膀胱失约所致，表现为小便频数、清长或不禁，尿有余沥，遗尿或小便点滴不爽，排尿无力等。

（六）三焦

三焦的病理变化一方面表现为心、肺、脾、胃、肾、肝等病理变化，另一方面又表现为水液代谢功能障碍。

除上述六腑病证外，奇恒之府中的脑、脉、女子胞等一些相关疾病，也可以结合五脏、六腑的生理联系临床辨证施治。

综上所述，人体是一个完整的心身统一体。脏与脏、腑与腑、脏与腑之间在病理变化中存在着相互影响。临床中，只要是"心"为因产生疾病，影响到了"身"；或者是以"身"为因产生疾病，影响到了"心"；从而心身同发的疾病，都适用于中医心身医学临床辨证施治的范围。在治疗中，如果心为因产生疾病，影响到了身疾病治疗，以心为主，以药物为辅助；而以身为因产生疾病，影响到了心疾病的治疗，则以药物为主，以心为辅助。总之，只要是心身结合性疾病，必须心身同治才能达到最佳效果，得以最快地康复。

三、施治重视标本

在中医学里，标本是一个相对概念，是中医治疗中的辨证观。中医学在"标本缓急"理论中，已经触及到根本矛盾、主要矛盾和次要矛盾的关系问题。所谓"治病必求于本"（《素问·阴阳应象大论》）。本，本质、本原、根本、根源之谓。治病求本，就是在治疗疾病时，必须寻找出疾病的根本原因，抓住疾病的本质，并针对疾病的根本原因进行治疗，这是中医辨证论治的一个根本原则，也是中医治疗中最基本的方法。

临床中医心身疾病形成、演变与发展的整体过程中，其根本矛盾，即"本"的性质没有发生变化，但被根本矛盾所规定或由根本矛盾所派生的其他矛盾存在着变化。所谓病治异同，包括"同病异治"和"异病同治"两个方面，这亦是中医心身疾病治疗的灵活性。依据心身疾病形成的过程而言，情志内伤、心理失调为内在病因根本，也是首先出现的病理因素，然后，周身气机逆乱、脏腑精气亏损、外感六淫等形成进一步的病理变化。

临床中医心身的治疗要遵循以下区分标本的原则。

首先，先病为本、后病为标。《素问·标本病传论》云："病有标本，刺有逆从。"王冰注："本，先病。标，后病。"张介宾曰："病之先受者为本，病之后受者为标。生于本者，言受病之原根。生于标者，言目前之多变也。"（《类经·病反其本中标之病治反其本中标之方》）即先发之病为本，后发之病为标；原发病为本，继发病为标；病因病机为本，病因病机所引发的症状为标等等。在治疗法则上，本篇云："病发而有余，本而标之，先治其本，后治其标；病发而不足，标而本之，先治标，后治其本。"表明病先发者先治，后发者后治，体现了治疗先治本的原则，也是临床的常规治疗法则。在中医心身疾病的临床治疗中，以调"心"为本，即调理情志和心理作为治疗的前提，在此基础上，应用中药、针灸及其他疗法，才可以进一步发挥较好的疗效。

其次，病为本、工为标。《素问·汤液醪醴论》云："病为本，工为标；标本不得，邪气不服。"就医患关系而言，病人为疾病的主体，所以患者为本；医生治病改善患者症状，所以医生为标。就疾病与治疗手段而言，疾病本身为根本，所采取的治疗方法、治疗所需的药物为标。缓解紧张的医患关系应遵循病人为重，医生为轻的思想，这在《内经》中早有体现，对中医心身疾病的临床诊疗具有现实指导意义。

最后，需要强调的是，如果心身疾病发生后，本病治疗不当、不及时，心身疾病就会继续演变、发展。由此，可见标本关系的鉴别和运用十分重要。一般而言，心身疾病的标本治疗应用，除分清心身病变的标本关系外，还应注意邪正关系、病因与症状、疾病先后、疾病部位等方面的标本关系，故而临证需要综合考虑，整体辨证。从邪正关系来说，人体的正气为本，致病的邪气为标；从病因与症状的关系来说，病因为本，症状为标；从疾病先后来说，旧病为本，新病为标，先病为本，后病为标；从疾病的部位来说，病在内在下为本，病在外在上为标；从现象和本质来说，本质为本，现象为标。针对临床病证中标本主次的不同，而采取"急则治标，缓则治本"的法则，以达到治病求本的目的，此即所谓标本先后的基本治则。

总之，标本理论对于正确分析心身疾病病情，辨别心身病证的主次、本末、轻重、缓急，并给予正确治疗，具有重要的指导意义。

第三节　康复与调养

康复治疗是中医心身医学里的一个特色内容。临床上所说的康复，即疾病得到治疗后从临床标准上已达到痊愈，但是从身体功能以及社会适应上还未完全恢复。在临床后期，也就是人们所说临床治疗结束以后，仍要通过相应的医疗和相对的康复锻炼，才能达到更加全面的健康。现代康复医学，则是指综合、协调地应用医学的、教育的、社会的、职业的等各种方法，使病、伤、残者已经丧失的功能尽快最大可能地得到恢复和重建，使其在体格、精神及社会生活和经济能力等方面得到尽可能的恢复，重新走向社会。

一、心身疾病的康复标准

医学康复指尽可能改善由疾病或外伤所引起的生理或心灵损伤，使患者不论在躯体上还是在精神上都最大限度地提升个人能力，逐渐恢复功能，以重返家庭、社会，正常生活。临床医学与康复医学的主要区别在于，临床医学是以疾病为主导，康复医学是以功能障碍为主导。康复的目的，是提高患者后期生活质量，恢复独立生活、学习和工作的能力，使患者能在家庭和社会中过有意义的生活。

由于康复的对象是心身疾病患者，具有心理和生理两方面失调的功能障碍，因此，为最大限度地恢复、重建其心身功能，就需要客观、准确地寻找心身失调的病因，追溯造成患者心理、情志失调的事件，然后根据心身疾病患者的不同情况，有针对性地制定心身康复计划。

二、心身疾病的康复方法

心身疾病的康复方法多采用康复医学常用的技术与方法，包括物理治疗、作业治疗、语言治疗、心理治疗、文体治疗、中医传统治疗、康复工程、康复护理、社会服务等方面。物理治疗是采用电、超声波、激光等非侵入性的手段，促进神经系统功能的恢复，缓解疼痛、肿胀等症状。作业治疗则包括功能训练、职业训练及日常生活训练方面，目的是使患者能适应个人、家庭及社会生活的环境。语言治疗是对失语、构音障碍及听觉障碍的患者进行训练。心理治疗是对心理、精神、情绪和行为有异常患者进行个别或集体心理调整或治疗。中国传统康复疗法，是利用传统中医针灸、按摩、推拿等，促进患者康复。

心身疾病的康复治疗，是临床疾病治疗的延续。在只进行个体治疗而无法解决出院后面临回归社会时所遇到的各种问题的情况下，就需要采取康复治疗。康复治疗的对象包括多种疾病，大体可分为身体性残障和精神性残障。

产生身体性残障的疾病主要包括：出现单侧麻痹或吞咽障碍的脑血管障碍（脑卒中）、头部外伤、脑肿瘤等；出现双侧麻痹或四肢麻痹的脊髓外伤、肿瘤等；骨关节障碍中的慢性风湿性关节炎、变形性脊椎病、变形性关节病、骨折、肩周炎、腰痛症等；外伤或血管障碍导致四肢切断；神经系统难治性疾病包括帕金森病、脊髓小脑变性病、肌萎缩性侧索硬化症和格林-巴利综合征等各种多发性神经炎；儿童疾病包括脑瘫、脊椎裂、肌营养不良症、唐氏综合征等。

精神性残障不只包括精神分裂症或躁狂抑郁症等精神疾病或者癫痫，由脑血管损伤或头部外伤产生的失语症或记忆障碍等也是康复治疗的对象。此外，作为老龄化社会严重疾病的阿尔茨海默病等可引起痴呆的疾病也被列入康复治疗的范围。

心身疾病康复根据患者心身功能障碍的特点制订相应的康复治疗目标和方案，原则上要循序渐进，难易程度、强度和总量应逐步增加，避免突然改变，以保证心理与生理的逐步适应。

心身康复包括应天地之变化、合四时之气候，起居有度、饮食有节、情志适宜等方面的调节和治疗，以帮助患者身心有所改变，逐步恢复健康状态。当然，这里所说的健康状态已经不能回复到没有疾病的最初之时了，只是通过康复努力，所能达到的最佳健康状态。

康复医疗的运用，对心身疾病的临床治疗具有相当大的帮助，它可以完成临床医疗所不能完成的任务，能够促进临床医疗后人体心身疾病的同步康复。因此，康复医疗在中医心身疾病临床治疗中发挥着很大的作用。

第四节 医者具备上德

学习和掌握中医心身医学的精华，需要具有相应的德行素养以及文化底蕴。作为医者只有具备上德，才能完全掌握中医内在精华，并且很好地应用到临床心身疾病的治疗与预防中。具体所需的德行素养可以从以下几个方面进行概括：顺应自然，无心作为；谦虚谨慎，礼义待人；学风端正，方法灵活；了解患者，不分贵贱；仁心善念，不为私欲。

一、顺应自然，无心作为

自古以来，中医医者都十分重视上德的培养。换而言之，只有具备了上德的人，才有资格做中医医者。那么，什么是上德呢？老子《道德经·第三十八章》云："上德不德，是以有德；下德不失德，是以无德。上德无为而无以为；下德无为而有以为。"意思是具备"上德"的人不表现为外在的有德，因此实际上是有"德"；而"下德"的人表现为外在的不离"德"，实际是没有"德"的。"上德"之人顺应自然无心作为，"下德"之人虽顺应自然但有心作为。《素问·举痛论》中"善言人者，必有厌于己""验于己而发蒙解惑"等内容就集中提出了医德信条，规定为医必须具备"四德"，即一要了解自然界的阴阳变化规律及其与人的关系；二要掌握脏腑生理病理，正确使用针刺、方药等治疗手段；三要全面了解病人的社会生活及精神、体质状况；四要审察色脉变化。

二、谦虚谨慎，礼义待人

作为一个医者，要谦虚谨慎，礼义待人。《内经》中有"圣人""真人""至人""贤人"的代表，他们在谈医之时处处表现出的自谦和敬重对方的医德精神，也正是古代众多医家道德形象的化身。黄帝能屈尊下问曰："不知其所谓也？"不知为不知，求知之态度真切；岐伯就恭敬回答说："昭乎哉问也，请遂言之。"雷公在谈到医道时的一段话，则更深刻地表达了一个真正有知识的医者那种虚怀若谷的形象，他认为自己对医学的道理还"诵而未能解，解而未能别，别而未能明，明而未能彰"（《素问·著至教论》），不但连用四个"未"字，接着说："愿得受树天之度……上通神农，著至教疑（拟）于二皇。"要不断学习，掌握完备的医学知识，最终要向神农、伏羲二皇的水平高度去努力。古人把医学知识看作社会的财富，认为"医道论篇，可传后世，可以为宝"，提倡把医学知识写成书传给后人，作为人类战胜疾病的法宝。

三、学风端正，方法灵活

作为一个医者，要学风端正，方法灵活。医学作为一门医人的科学，掺不得半点假，学习继承祖先的经验非常必要；但必须"验于来今"，将这些经验与所处时代的现实生活联系起来更显得必要。而且应该把后者作为继承的标准，"善言古者，必有合于今"要做到师古而不泥古，创新而不离宗。《素问》提出了多种行之有效的学习方法，认为要"循法守度"，严格遵守各种基本法则，"援物比类，化之冥冥"，经过自己的思考以触类旁通，灵活运用。"得病之情，知治之大体"（《素问·异法方宜论》），还要了解病人的具体情况，掌握治疗的一般规律；再"杂合以治，各得其所宜，故治所以异而病皆愈"，运用多种治疗方法，因地因时因人而用之，达到消除疾病的目的。

四、了解患者，不分贵贱

作为一个医者，要了解患者，不分贵贱。患者是医者的服务对象，医生对患者要"观其志意，与其病""必正其神"。首先要了解患者的思想状态和精神意识，然后才能真正掌握病情，进行治疗。"形乐志苦，病生于脉，治之以灸刺。形乐志乐，病生于肉，治之以针石。形苦志乐，病生于筋，治之以熨引。形苦志苦，病生于咽嗌，治之以百药。形数惊恐，经络不通，病生于不仁，治之以按摩醪药。"（《素问·血气形志》）人不同，病不同，治亦不同，患者的具体情况是立法的基础。"贵贱贫富，各异品理"（《素问·疏五过论》），因为生活条件、思想品行和个性是不同的，发生疾病的情况也就不一样。"膏粱之变，足生大丁"（《素问·生气通天论》），比如以美食厚味为主的富贵人就容易患疮疡疔疖之疾；而"人以水谷为本，故人绝水谷则死"（《素问·平人气象论》），连饭都吃不上的穷人则容易患严重和难治的疾病。了解这些情况的目的，是为了施以"仁术"，在"一视同仁"的前提下，救人于水火之中。如果"不适贫富贵贱之居，坐之厚薄，形之寒温，不适饮食之宜……足以自乱，不足以自明"（《素问·徵四失论》），对病人地位的高低、生活的贫富、周围环境的好坏、形体的寒热、饮食的习惯不了解，就无法有的放矢和因地因时因人施治，也达不到不分贵贱，"预救生灵"的目的。

五、仁心善念，不为利欲

作为一个医者，要不为功名，不图利禄。功名和利禄是客观存在的，只是道德观不同而对待它的态度也不同罢了。《素问》反映的我国古代医家的道德观是不追名逐利、不贪图钱财。他们"乐恬惔之能，从欲快志于虚无之守"（《素问·阴阳应象大论》），安于清心寡欲的生活，不作脱离实际的追求；"高下不相慕""嗜欲不能劳其目，淫邪不能惑其心"（《素问·上古天真论》），没有因地位高低所引起的羡慕，没有因嗜欲和淫乱邪说而引起视听混乱、心志动摇。医生应立足于"不治已病治未病"的出发点（《素问·四气调神大论》），"作汤液醪醴论，为而不用……以为备耳"（《素问·汤液醪醴论》）。医学是以救人为目的的慈善事业，"防患于未然"是完成这一事业的积极措施之一，万不可为了单纯赚钱而待"病已成而后药之"（《素问·四气调神大论》），乘病人危难之机才"渴而穿井，斗而铸锥"（《素问·四气调神大论》），去大发横财。虽然《素问》所宣扬的这些医德思想难免杂有"无为"的消极思想和"恩赐"的道德意识，但其中的不少内容在现在看来仍然有积极意义。

综上所述，"非其人勿教，非其真勿授"（《素问·金匮真言论》），即言不教没有诚心的人，也不要把医学知识传授给没有真正掌握医学精髓的人。所以，作为一名医生必须勤奋学习，有所追求，不断扩大自己的知识领域，进行经常性的医德修养，以成为有用的"良工"。医者要"上知天文，下知地理，中知人事"（《素问·气交变大论》），要"览观杂学，及于比类，通合道理"（《素问·示从容论》，"目明心开而志先，慧然独悟"（《素问·八正神明论》）。显而易见，要成为具有这样高水准的好医生，如果没有牢固的思想基础和坚持不懈的努力，是很难实现的。

自古以来，中医医者都以德高望重显相于世，而且多有修身养性的习惯。即所谓，其一，认识天地自然之本来，明了人生过往，从不孤立自己；其二，明了自然运转的规律，知道存在的法则，从不处于危险；其三，清楚隐患的存在，疾病产生的原因，从而以上工对治；其四，不住于主观，遇事客观看待，客观处理，不贪不占，消除私欲的诸多隐患；其五，不以财物色利权欲为人生目的，有着仁心善念，乐于扶危救困，治病救人等。可见，中医医者所要具备的德行，一直是从事中医医疗事业的一个必备条件。

第五章　中医心身疾病的临床治疗

中医心身疾病的临床治疗基于心身整体观，根据临床心身疾病的具体情况，将多种医疗方法和技术综合使用，心身同治得以形成较为全面的临床治疗方案，以期收获更为理想的临床治疗效果，且因其在病因、病机、病证等方面，皆从心、身两方面进行全面地诊断与辨证，所以在临床治疗中具有优势。中医认为临床心身疾病的病因病机以五脏失调为主，病变可传于六腑，形成心身相互关联影响的临床症状群，故治疗中需注意心身整体性，从治疗方法上可综合发挥中医的临床优势。现列举以下主要病证，从病因，病机，临床表现，相关疾病，治法方药，针灸治疗，情志心理治疗，运动调养，以及生活调摄等方面做出介绍，为临床心身疾病的诊疗提供借鉴。

第一节　肝郁气滞证

情志过极，首先影响人体气机，肝主疏泄，最易受到影响，导致气机郁滞。气郁日久可以化火，进而肝火上炎。肝火进一步影响人体其他脏腑，变生他证，可乘克脾土，运化降纳失常；可伤及阴液，进而耗伤精血。肝火亦可刑肺，宣降失司；肝火可上扰心神，精神不守；肝火可下扰精室，封藏失司。肝郁气滞，气郁化火，炼液为痰，气滞日久也可致血瘀津停。《格致余论·阳有余阴不足论》指出"司疏泄者肝也"，即指出肝的生理功能，为调畅气机。怒则肝气上逆，扰动气血。

一、病因

怒是人在情绪激动时，由肝之精气对外界环境刺激的应答而出现的正常情感反应，故为肝志。怒志人皆有之，在一定限度内的正常发泄不仅对人无害，反而有利于肝气的疏导和调畅。但郁怒不解，则容易伤肝，造成肝失疏泄，肝气郁结，故有"怒伤肝"之说。当人过于愤怒的时候，体内气机不调畅，不通达，肝无法保持其"曲直"的状态，就会引发肝的疾病。《素问·举痛论》中提到"怒则气上"，就是说过怒可以引起气机上逆。由于肝主气机，七情皆发于心，因此凡能影响气机运行并使之不畅的情志都要伤肝。

二、病机

若肝主疏泄功能失常，出现肝气郁结则会有胁肋胀痛、痛无定处、胸部满闷等不适症状；若气郁日久，郁久化热，横逆犯胃，则会出现性情急躁易怒，胸胁胀满，口苦口干，目赤，耳鸣等肝火犯胃等症状；若肝失疏泄，木乘土，影响脾主运化功能，脾失运化，湿聚成痰，痰气郁结，阻滞胸咽，则会出现精神抑郁，胸部闷塞，咽中如有物堵塞，吞之不下，咯之不出等痰气郁结的症状。

三、临床表现

情绪抑郁不畅，胁肋胀痛，甚至涉及腰背肩胛等处，或胸闷，咽部有异物感，嗳气泛恶，纳食减少，或乳房胀痛有核，少腹痛等。舌苔薄白，脉细弦。郁而化火则出现胸闷、善太息、情志抑郁易怒、胸胁胀痛、咽部异物感、脉弦、烦躁易怒、头目眩晕、耳鸣目赤、胸胁胀满或伴灼痛、口苦口干、舌边尖红、苔色黄等症。

四、相关疾病举隅

临床上由肝郁气滞所形成的主要心身病证如郁证。郁证主要与肝主疏泄功能失常有关，肝失疏泄，气机不畅，故而形成郁证；气郁日久化火，形成火郁；气机不畅，木郁乘土，影响脾主运化功能，脾失运化，湿聚成痰，痰气郁结，阻滞胸咽，郁证亦生；故在治疗上，以疏肝解郁为主，兼以调畅气机、清肝泻火、行气化痰等。在疏肝解郁的治疗过程中应注重健脾治疗。

五、治法方药

肝郁气滞证的主要临床治疗方药即柴胡疏肝散。遵《黄帝内经》"木郁达之"之旨，治宜疏肝理气之法。方中以柴胡功善疏肝解郁，用以为君。香附理气疏肝而止痛，川芎活血行气以止痛，二药相合，助柴胡以解肝经之郁滞，并增行气活血止痛之效，共为臣药。陈皮、枳壳理气行滞，芍药、甘草养血柔肝，缓急止痛，均为佐药。甘草调和诸药，为使药。诸药相合，共奏疏肝行气、活血止痛之功。

六、针灸治疗

肝郁气滞证病位主要在肝，治以疏肝理气，调神解郁。以督脉、手足厥阴、手少阴经穴为主，取期门、肝俞、太冲、光明、大陵、外关等穴，若气郁化火，则配以行间、侠溪。

期门，为肝之募穴，能疏肝理气，降逆平冲。太冲，足厥阴肝经之腧穴，原穴，捻转泻法，可泻肝气，疏肝解郁。光明，其相表里经脉足少阳胆经络穴光明。大陵、外关，表里同名经足厥阴肝经和手厥阴心包经腧穴相合，寓"同气相求"之意，同名经之间具有相互沟通经气的作用，所以选取手厥阴心包经原穴大陵和相表里经脉手少阳三焦经络穴外关。

七、情志心理治疗

《青囊秘录·大医正流》称："昏疲之身心，即疾病之媒介。是以善医者先医心，而后医其身。"认知疗法是根据认知过程，影响情感和行为的理论假设，是通过认知和行为技术来改变患者的不良认知的一类心理治疗方法的总称。认知疗法就是要改变患者对某些事物的错误认知。认知疗法的基本观点是：认知过程及其导致的错误观念是行为和情感的中介，适应不良行为和情感与适应不良认知有关。认知疗法常采用认知重建、心理应付、问题解决等技术进行心理辅导和治疗，其中认知重建最为关键。所谓认知一般是指认识活动或认识过程，包括信念和信念体系、思维和想象。具体来说，认知是指一个人对一件事情或某个对象的认知和看法，对自己的看法，对人的想法，对环境的认识和对事的见解等。认知理论认为人的情绪来自人对所遭遇事情的信念、评价、解释或哲学观念，而非来自事情本身。情绪和行为受制于认知，只要更正这些可用语言描述的观念、想法、信念，处理好认知，即可容易取得患者的理解与协作。《灵枢·师传》曰："人莫不恶死而乐生，告之以其败，语之以其善，导之以其所便，开之以其所苦。"提出了"告、语、导、开"的原则。

八、运动调养

"五禽戏"是中国传统导引术，长期习练可以调节人体身心状态，使气血通畅，五脏调和而养形，缓解焦虑、抑郁情绪而养神。五禽戏中虎戏主肝，"虎举"

时两手呈爪状，沿身体向上托举至头顶再下落；"虎扑"时屈膝下蹲，上身前俯继而下扑。这两部分动作都经过两胁肝经循行之处，可疏通肝之气机。

九、生活调摄

春季自然界万物生发，与肝之升发之性相应，故肝应春季之生气而表现为肝气旺盛，此时若多食酸味则会引起肝气升发太过。《养生四要·寡欲第一》言"酸多伤脾"，因此在肝气旺盛的春天，应当减少酸味物质的摄入，多食甘味食物以固护脾胃。《养老奉亲书·春时摄养》曰："春，肝气旺，肝属木，其味酸，木能胜土。土，属脾，主甘，当春之时，其饮食之味，宜减酸，益甘，以养脾气。"

第二节　肝血不足证

情志过极，亦可损伤肝主藏血的生理功能，情志内伤日久则会耗伤肝血而致肝血不足。血为气之母，血可载气，气藏存血中，气随血的运行而输布全身。若肝血不足，血不载气，则气将无所依藏，涣散于外，而气能行血，血失气则无以为动，气滞而血瘀，脏腑无以为养，则诸病皆起。

一、病因

肝血亏虚，多因情志内伤日久，或思虑过度所致脾胃虚弱气血生化无源，以致肝血亏虚。由于肝为藏血之脏，故血液亏损必会影响肝脏功能，多为肝血濡养功能减退或失常。肝的阴血失调病机，皆以亏损不足为主要特点。肝血不足的发病过程中，情志因素以怒为主要诱因，患者多体质较弱或劳伤失养，加之忧思或一时恼怒而发病，多见肝脾同病。

二、病机

气属阳，主动，血属阴，主静，肝血的存在有效地制约着肝气的升腾，使勿过亢，使肝气能正常发挥其升发的功能，从而促进精液气血的输布运行。再者，肝藏血，血舍魂，魂者随神往来。神的活动随阴阳消长而变化，白昼属阳，主动，则神魂游于双目，司运动，黑夜属阴，主静，魂则归于肝血则寐。若肝血不足，静藏之力不及，则魂难守舍，游荡飞扬在外，难以成眠。

三、临床表现

临床表现为头痛眩晕、面部烘热、两目干涩、雀目夜盲、肢麻肉瞤、虚烦不寐、口干、舌红少苔、脉细弦。如血燥生风，则出现皮肤干燥，瘾疹时发，肢体麻木，甚至爪甲枯槁。女子月经量少、色淡、舌淡、脉细等症。

四、相关疾病举隅

肝血不足所引发的心身疾病如不寐。现今社会飞速发展，随着生活节奏的加快，人们的压力也日益增大，使得大部分人长期处于高强度的工作状态中，加班至深夜，甚至通宵达旦。长时间处于神经紧绷状态的人，稍有面对生活中的不顺，则容易滋生焦虑、烦躁、狂躁等负面情绪，这极大地影响肝的疏泄功能，久则暗耗气血，肝失疏泄、肝血亏虚，致使全身气血阴阳输布异常，引发不寐。

五、治法方药

临床主要的治疗方药如逍遥散。逍遥散为肝郁血虚，脾失健运之证而设。肝为藏血之脏，性喜条达而主疏泄，体阴用阳。若七情郁结，肝失条达，或阴血暗耗，或生化之源不足，肝体失养，皆可使肝气横逆，胁痛，寒热，头痛，目眩等证随之而起。神疲食少，是脾虚运化无力之故。脾虚气弱则统血无权，肝郁血虚则疏泄不利，所以月经不调，乳房胀痛。此时疏肝解郁，固然是当务之急，而养血柔肝，亦是不可偏废之法。本方既有柴胡疏肝解郁，又有当归、白芍养血柔肝。尤其当归之芳香可以行气，味甘可以缓急，更是肝郁血虚之要药。白术、茯苓健脾去湿，使运化有权，气血有源。炙甘草益气补中，缓肝之急，虽为佐使之品，却有襄赞之功。生姜烧过，温胃和中之力益专，薄荷少许，助柴胡疏肝郁而生之热。如此配伍既补肝体，又助肝用，气血兼顾，肝脾并治，立法全面，用药周到，故为调和肝脾之名。《校注妇人良方·麻木案》曰："一孀妇腹胀胁痛，内热晡热，月经不调，肢体酸麻，不时吐痰。……朝用归脾汤，以解脾郁，生脾气，夕用加味逍遥散以生肝血，清肝火，兼服百余剂而诸症愈"，意即患者为一孀妇，平素多郁，郁结化火，伤及于肝，使用归脾汤健脾、益气、补血，逍遥散疏肝养血，服用多次后痊愈。《难经·七十七难》提到"所谓治未病者，见肝之病，则知肝当传之与脾，故先实其脾气，无令得受肝之邪，故曰治未病焉"。

六、针灸治疗

针灸治疗以肝俞、足三里为主穴。肝俞为肝之背俞穴，内应肝脏，具有补血养肝，调和气血之功。足三里为足阳明胃经腧穴。脾胃为后天之本，气血生化之源，本穴可补益气血。

眩晕配百会、血海，视物模糊配睛明、光明，震颤配阳陵泉，月经过少配次髎、关元，闭经配三阴交。

肝俞与足三里配伍出自《扁鹊神应针灸玉龙经·目昏》曰："肝家血少目昏花，肝俞之中补更佳。三里泻来肝血益，双瞳朗朗净无瑕。"二者相伍，补气生血，使肝血充盈。

七、情志心理治疗

对于肝血不足证者，尽量满足其合理要求，顺从其意志和情绪，积极鼓励，引导患者将郁闷情绪发泄出来，化郁为畅，疏泄情志，对兼有悲情者，鼓励患者扩展心胸。另外，哭诉宣泄也是化解情绪的有效方法，用语言暗示引导患者哭诉，倾诉苦中，使得内伤之情得以发泄而舒展。

八、运动调养

运动项目可根据自己的爱好以及年龄而异，年轻人可以选择慢跑、羽毛球、乒乓球等，老年人则以散步、太极拳等为宜，且运动贵在坚持。肝病患者的运动保健以调理心肺功能为主，可以选择健身慢跑、简化太极拳、气功、放松操（患者可在晨起时仰卧一会儿、静息、放松、自然呼吸）或内养功（晚上睡觉时左侧卧位，腹式呼吸）等。以增强柔韧灵敏为主，可以选择保健操、乒乓球，注重运动形式的多样化。以发展全面素质为主，可以选择韵律操、投篮、跳绳，注重运动的休闲娱乐和心理的愉悦放松。散步、做操每天或隔天锻炼，每次10至20分钟，运动量要小。避免重体力劳动、运动量大的活动，不宜做双杠、单杠、举重等运动，因为做这些运动需要屏气用力，会使腹肌过分紧张。

九、生活调摄

秋季万物凋零，燥邪偏胜，与肺金的肃杀之气相应，若再食辛味则会肺金肃降太过而克伐肝脏，导致肝脏阴血不足。因此，在肺气偏胜的秋天应少食辛味之品，多食酸味食物以补养肝脏。《养老奉亲书·秋时摄养第十一》曰："秋属金，主于肃杀。秋，肺气旺，肺属金，味属辛，金能克木。木属肝，肝主酸。当秋之时，其饮食之味，宜减辛、增酸，以养肝气。"恐惧、不安、焦虑等不良情绪也会带来肝脏血液循环的变化，使肝脏的血液减少，所以肝血不足病患者应该适当通过运动和翰墨陶情来调节。

第三节　脾虚失运证

《灵枢·本神》云"脾在志为思""思伤脾"。《三因极一病证方论·健忘证治》谓："脾主意与思，意者，记所往事，思则兼心之所为也。"由此可知，思维和思考是心的功能，但由脾相应，体现了心与脾之间的母子关系。心脾在生理病理上密切相关：在五行关系中，心属火而脾属土，心为脾之母脏，二者在生理情况下相互滋生，病理状态下亦是相互影响。

一、病因

在心身疾病中，或由劳累孤独，或由思虑伤神，日久导致脾气耗伤，运化失常而成脾虚失运。首先，脾虚则脾脏运化功能减弱，脾失健运，精微不布，水湿内停。其次，脾虚气血生化不足，脾主四肢肌肉，脾气不足，肢体失养。气血亏虚，中气不足则精神不振，少气懒言。

二、病机

心主血而脾统血，脾为气血生化之源。脾的运化功能正常，则化生血液的功能旺盛，血液充盈，则心有所主。脾气健旺，脾统血功能正常，则血行脉中，而不逸出脉外，心主血功能才能正常。那么，思出于心，思虑过度，耗伤心血，也要影响脾的运化和统血，从而形成心脾两虚之证。那么，由于脾土不足，脾气亏虚，则不能正常地运化精气血液，从而出现纳食胀满及神劳倦怠等证。

三、临床表现

平素性格内向、善于思考、做事灵活，但意志力不强，不易坚持，所以遇事优柔寡断，常常思虑不定。或者平素偏内向，胆小，敏感，所以遇事不够沉着冷静，受惊吓后久久不能平静，反复回味思考，注意力难以转移，久而导致精神萎靡不振，意向减弱。面色萎黄，少气懒言，纳少便溏，久泻脱肛，四肢乏力，肌肉痿瘦，脘腹腰胯坠胀，或齿衄、吐血、便血，妇女月经过多、白带清晰，小便淋沥不尽，或尿浑浊如米泔水。舌质淡，脉濡弱等症。

四、相关疾病举隅

脾虚失运所致心身病证如痞满。主要病因是思则气结，损伤脾胃，中焦气机升降不调，则发为痞满。《素问·阴阳应象大论》中明确指出"脾在志为思"，其中，思依赖于脾又可制约脾。换而言之，正常思考依赖于脾的运化功能，脾脏健运，则水谷可化为精微，以保障气血津液的生成，气血津液充裕则脏腑得养，方能思如泉涌。而思虑过度和忧愁则影响气的运动，如《素问·举痛论》所言："百病生于气也……思则气结……思则心有所存，神有所归，正气留而不行，故气结矣。"气结最易影响脾胃气机升降运化的功能，导致脾失运化，正如《三因极一病证方论·七气证治》云："思伤脾，气留不行，积聚在中脘，不得饮食，腹胀满，四肢怠惰。"脾胃居于中焦，通连上下，为气机升降之枢纽，升则上输于心肺头目，降则下归肝肾。当今社会竞争日益激烈，工作强度大，工作时间长，运动时间少，容易思虑过度，致气结伤脾或久而脾虚失运，发为痞满。

五、治法方药

脾病多湿。脾为湿土，喜燥恶湿，湿盛可以导致脾虚，脾虚也可以导致生湿，往往互为因果。脾虚失运，水湿内留，多属本虚标实之证。本虚为主，治多健脾，佐以化湿，标实为主，则应以祛湿为主，兼以运脾。

临床主要治疗方药如归脾汤。本方证因思虑过度，劳伤心脾，气血亏虚所致。心藏神而主血，脾主思而统血，思虑过度，心脾气血暗耗，脾气亏虚则体倦、食少；心血不足则见惊悸、怔忡、健忘、不寐、盗汗；面色萎黄，舌质淡，苔薄白，脉细缓，均属气血不足之象。上述诸症虽属心脾两虚，却是以脾虚为核心，气血亏虚为基础。脾为营卫气血生化之源，《灵枢·决气》提到"中焦受气取汁，变化而赤是为血"，故方中以参、芪、术、草等甘温之品补脾益气以生血，使气旺而血生；当归、龙眼肉甘温补血养心；茯苓（多用茯神）、酸枣仁、远志宁心安神；木香辛香而散，理气醒脾，与大量益气健脾药配伍，复中焦运化之功，又能防大量益气补血药滋腻碍胃，使补而不滞，滋而不腻；用法中姜、枣调和脾胃，以资化源。全方共奏益气补血，健脾养心之功，为治疗思虑过度，劳伤心脾，气血两虚之良方。本方的配伍特点：一是心脾同治，重点在脾，使脾旺则气血生化有源，方名归脾，意在于此；二是气血并补，但重在补气，意即气为血之帅，气旺血自生，血足则心有所养；三是补气养血药中佐以木香理气醒脾，补而不滞。故张璐说："此方滋养心脾，鼓动少火，妙以木香调畅诸气。世以木香性燥不用，服之多致痞闷，或泄泻，减食者，以其纯阴无阳，不能输化药力故耳。"（《古今名医方论·归脾汤方论》）常用药：黄芪、党参、甘草补气培中，白术健脾，当归养血，陈皮理气，升麻、柴胡升举清阳。黎明洞泄，火不生土者，加补骨脂、五味子、熟附子温肾暖土。脾不统血而致出血，皮肤有紫癜者，加熟地、阿胶、仙鹤草养血止血。若脾阴虚或气阴两虚，则当用甘淡补脾法，方用参苓白术散加减。若见脾阳虚者，可用理中汤加减。

若久病胃痞者，气机郁滞，血流不畅，易夹瘀血，多表现为病情反复缠绵不愈，胃脘部隐痛等症，应加活血之品，因血为气之母，血行则气自运，活血以助行气。"若全用利气之药导之，则痞尤甚"（《医学正传·痞满》）故多用郁金、丹参、牡丹皮等活血行气之品，如病久血瘀甚者则加莪术、三棱破血行气之品。若兼夹阳虚者，多表现胃脘部隐痛胀闷不适，喜温喜按，四肢不温，大便溏薄清稀，舌淡胖，苔白滑等症状，用药应重用党参、白术，加附子配龙骨、牡蛎扶阳，一防伤阴，二防上火。另外，脾阳虚夹寒邪者，大便稀溏伴里急后重，可加防风、陈皮。

六、针灸治疗

采用针灸神门、百会、四神聪、三阴交、足三里、内关、心俞、脾俞、中脘等穴位的方法。神门归少阴心经，百会位于督脉，四神聪为经外奇穴，两处多有阳气汇集，起到平衡阴阳，内关通阳维脉，三阴交是足太阴脾经上的穴位，具有健脾、调血的功效。配合心俞、脾俞，可以补益心脾。

足三里是足阳明胃经的合穴。"合治内腑"，凡六腑之病皆可用之，同时又是胃的下合穴，能健脾和胃、疏通经络、调和气血、理气消胀、化积导滞、行气止痛。中脘为胃腑之募穴，"胃为水谷之海"，凡气机失常或气虚引起的病证，均可取中脘以调理气机、益气解郁宽中，从而使五脏六腑调和。中脘又为腑会，是六腑之气聚会之处，六腑以通降为顺，滞塞为逆，故中脘可治疗六腑之疾、中焦气机失常之患，针刺中脘穴可起到疏通经脉、平衡阴阳、疏肝解郁的作用。

七、情志心理治疗

临床治疗需配合心理干预才可以达到治疗效果。"若非宽缓情意，改易心志，则虽金丹大药，亦不能已。盖病出于五内，无有已期，药力不可及也。法当令病者存想以摄心，抑情以养性"（《寿世青编·论妇人病有不同治法》）。将心理干预疗法配合医治，可帮助患者建立正确认知。保障患者在轻松、愉悦的状态下，增加治疗信心。在实际操作过程中，加强认知干预，可使患者消除顾虑，对各项医护积极配合，增强医治依从性。情志干预，是通过交流倾听，使患者情绪得以转移，是移情疗法的具体体现。

通过怒胜思，以情胜情的治疗方法，可以有效改善忧思郁结的情志内伤状态。如《儒门事亲·内伤形》记载"一富家妇人，伤思虑过甚，二年不寐，无药可疗。其夫求戴人治之。戴人曰：两手脉俱缓，此脾受之也。脾主思故也。乃与其夫，以怒而激之。多取其财，饮酒数日，不处一法而去。其人大怒汗出，是夜困眠"。因为思则忧思气结，营卫不通，使得心神之气郁结在内，得不到升发，而怒则气上，冲散了郁结的气机，即怒胜思。

八、运动调养

健身气功八段锦训练可明显改善脾虚不运的状态。它形成了一种自然，轻盈，安静和专注的心态，并配合了有节奏的腹式呼吸。该运动充满了对称与和谐，体现了内心现实的精神，展现了外在的和平。轻松，空虚，真实，软硬，实现理念和行动的形式，无论是精神还是身体，这种"心气"运动，都可以把握自然规律，把握阴阳的变化，呼吸语调，使身体和精神进入放松的自然状态，培养心灵，最终缓解或治疗疾病。

九、生活调摄

清代丁其誉在结合前人的基础上，对节饮食以护脾胃养生提出了自己的养护原则"宁少毋多，宁饥毋饱，宁迟毋速，宁热毋冷，宁零毋顿，宁软毋硬，此六者调理脾胃之要法"（《寿世秘典·调摄》）。此调理脾胃的要素，即避免暴饮暴食，达到饥饱适宜；饮食避免过快过慢，定时饮食；避免过热过冷，要寒温适宜，宁饥毋饱。《保生要录·论饮食门》中"四时无多食所旺并所制之味，皆能伤所旺之胜也，宜食相生之味助其旺气"，正说明饮食有道，能助长正气，并认为正气旺盛可令诸疾不生，如"旺盛不伤，旺气增益，饮食合度、寒温得益，则诸疾不生，遐龄自永矣"（《保生要录·饮食门》），其调理脾胃的基本原则，在日常饮食中可做以参考。

第四节　脾虚湿困证

思虑过度，除导致脾虚失运外，亦可导致脾虚湿困。因脾为湿脏，居中洲，职司运化，喜燥恶湿。"湿热之邪始虽外受，终归脾胃也"（《温热经纬·薛生白湿热病篇》）。脾主运化水湿，为胃行其津液，脾虚则运化功能低下，引起水湿停滞；水湿停滞，又反过来影响脾的运化。"脾气弱则湿自内生，湿盛而脾不健运"（《温热经纬·叶香岩外感温热篇》），所以湿与脾的关系甚为密切。

一、病因

脾有运化水湿的功能，思虑伤脾后，最常见的病机就是湿气的代谢失调，也就是湿气代谢不出，留滞体内，形成湿邪而致病。当人思虑过度，忧思郁结，导致肝失疏泄，则使木旺克土，形成肝郁脾虚之证。由于脾虚，运化水湿功能异常，故而形成脾虚湿困。再者，外湿是由于气候潮湿或涉水淋雨或居室潮湿，使外来水湿入侵人体而形成，内湿是一种病理状态，常与消化功能有关。如脾虚者或暴饮暴食，过食油腻、甜食，则脾不能正常运化水湿而导致水湿内停。且脾虚的人也易招来外湿的入侵，外湿也常因困阻脾胃使湿从内生，所以两者是独立又相互关联的。

二、病机

脾虚湿困，是因饮食或气候环境等外因引起的水湿过重，脾受困于湿。同时，快节奏的生活，工作压力大等因素，会引发思虑过多，情志不遂，最易妨碍脾的运化功能，继而出现不思饮食，脘腹胀闷等症状，久之形成脾虚湿困而发病。脾胃为人体气机升降之枢纽，脾胃气虚进而中焦气滞；又脾主运化水湿，脾虚失运，则会内生湿邪。

三、临床表现

临床表现如胸闷口黏，纳谷不馨，脘腹痞胀，头昏身倦，泛恶呕吐，大便溏薄，皮肤晦暗发黄，四肢浮肿，小便短少，苔薄腻，脉濡滑。女子可见带下量多，色白或淡黄，质稠，绵绵不断。如湿郁而化热，则可见两胁及脘腹作胀，食少厌油，恶心呕吐，口干苦，便溏不爽，小便黄赤短少，或有发热，舌红苔黄腻，脉濡数等症。

四、相关疾病举隅

脾虚湿困的相关心身疾病如泄泻。《医方考·泄泻门》云："泻责之脾，痛责之肝，肝责之食，脾责之虚，脾虚肝实，故令痛泻。"泄泻是以大便次数增多，粪质稀薄，甚至泻出如水样为临床特征的一种脾胃肠病证。本病首见于《黄帝内经》，宋代以后统称为泄泻。《三因极一病证方论·泄泻叙论》提出"喜则散，怒则激，忧则聚，惊则动，脏气隔绝，精神夺散，以致泄溏"，即从三因学说角度全面地分析了泄泻的病因病机，认为不仅外邪可导致泄泻，情志失调亦可引起泄泻。《素问·举痛论》指出"怒则气逆，甚则呕血及飧泄"。

辨证当分虚实。本虚以脾胃虚弱为主，邪实以感受外湿之邪，或情志异常多见。肝主疏泄，调节脾运，肝气郁而不达，或气滞转化为横逆，气机升降失常，均可影响脾胃之纳运，出现脘胁胀痛，腹胀肠鸣、腹痛泄泻、大便不爽等肝气犯脾之候。脾虚为主，肝实为症，可见胸胁胀满，腹痛则泻，泻后痛减，大便稀溏或伴有黏液，可于恼怒、抑郁及情绪紧张后出现腹痛腹泻，腹胀纳呆，长叹短息。因情志不畅或紧张而发作腹痛、肠鸣、泄泻，泻后腹痛可以得到缓解。

五、治法方药

临床主要方药如痛泻药方，方中君药白术苦甘而温，白芍性质偏寒，具有养血柔肝，缓急止痛的功效，与白术配伍应用，能土中泻木；陈皮具有去除燥湿，调理脾胃的功效；以上药物联合使用，具有养血柔肝，舒服气机，痛泻自止之功效。此种药方一直被视为治疗痛泻的基础药方。

六、针灸治疗

针灸治疗主要选取补气健脾祛湿功效的穴位，如脾俞穴、足三里、丰隆、中脘、阴陵泉、天枢等。针刺调理脾胃是养生康复中的方法之一。足三里被称为强壮穴，乃养生保健要穴。《黄帝内经》用胃经合穴足三里治疗胃脘痛、腹胀、饮食不下、呕吐、痢疾、腹泻、心悸、胁痛、浮肿、小便不利、痹证、腰痛等多种疾病。《千金翼方·杂法》曰："一切病皆三里三壮，每日常灸下气，气止停也。"其意为，一切疾病皆可用灸刺足三里的方法治之，足三里乃足阳明胃经之要穴，胃为水谷之海，能消磨饮食物化为气血，胃气充足，则五脏皆有所充、体有所养，灸刺足三里能达到扶正祛邪、通经活络、调理脾胃、补中益气、疏风化湿的功效。《备争千金要方·〈千金〉灸法》中亦有"若要安，三里常不干"。故足三里是一个强身壮体、康复疾病的重要穴位。近代医家更是经常使用足三里、三阴交等脾胃经穴位进行调理，以提升脾胃功能，增强机体免疫力，强壮体质，从而防止疾病发生。现代医家更是将足三里作为养生保健灸法的主穴，并配合使用其他穴位调理各脏，如心脏保健配合灸风门，虚损配合灸膏肓，头部及五官的保健配合曲池。可见，通过针灸调理脾胃经穴以养生防病保健的方法，实为古今医家所推崇，此中医养生抗衰老之有效方法。

《续名医类案·郁证》中提到一人由于忧恼而导致脾虚，医者却反而用五苓散和青皮枳壳等药物使得脾胃更虚，"乃命灸命关二百壮，灸关元五百壮，服姜附汤一二剂，金液丹二斤，方愈"（《续名医类案·郁症》）。

七、情志心理治疗

针对此类患者，医者需耐心听其讲述病情，向其作细致解释，让患者知晓本病，以解除其精神负担，提高对治疗的信心，以使其更好地配合治疗。《景岳全书·妇人规》曰："若思郁不解致病者，非得情舒愿遂，多难取效。"

《备急千金要方·论大医精诚》称"凡大医治病，必当安神定志，无欲无求，先发大慈恻隐之心，誓愿普救含灵之苦"。其意为，在给患者治疗中，首先医生自身就要有"神"，给病人信心，这是对医生"神"的要求；其次在诊疗过程中通过"望、闻、问、切"，亲切的问候、肢体的接触给患者带来精神上的抚慰，在与患者的对话中向患者解释疾病由来、影响因素、需要注意的事项等，让患者获得社会支持；最后再郑重嘱咐患者"调畅情志"，注意饮食等，再一次加强了患者的认同感，同时也给患者暗示诱导，加强其遵从医嘱的心理。故在中医诊疗中虽未曾作过多心理治疗的记录，但中医诊疗过程就是"神与神"交流的一个过程，由此可见，我们的先辈们已将心理诊疗方法融于日常的诊疗过程中了。

八、运动调养

脾虚湿困之体质，多形体肥胖，身重易倦，故应长期坚持体育锻炼，如散步、慢跑、球类、游泳、武术、八段锦、五禽戏，以及各种舞蹈，均可选择。活动量应逐渐增强，让疏松的皮肉逐渐转变成结实、致密之肌肉。气功方面，以动桩功、保健功、长寿功为宜，加强运气功法。运动时穿衣尽量保持宽松，面料以棉、麻、丝等透气散湿的天然纤维为主，这样有利于汗液蒸发，祛除体内湿气。

九、生活调摄

居住环境宜干燥而不宜潮湿，平时应多进行户外活动。衣着应透气散湿，经常晒太阳或进行日光浴。在湿冷的气候条件下，应减少户外活动，避免受寒淋雨，不要过于安逸。若运动后或被雨淋后，均应注意及时擦干汗水和雨水。

痰湿质的人饮食应以清淡为主，可常吃味淡性温平的食品，多吃些蔬菜、水果，尤其是一些具有健脾利湿、化痰祛痰的食物，更应多食之。可用于粥品的食物有：薏苡仁、玉米、芡实、红小豆、蚕豆、豇豆、扁豆。可用于菜品的食物有：白萝卜、包菜、韭菜、洋葱、荸荠、山药。可用于汤品的食物有：紫菜、香菇、木瓜、冬瓜仁、鲢鱼、泥鳅。注意应少食肥甘厚味，酒类也不宜多饮，且勿过饱。不宜多食李子、石榴、柿子、甲鱼、田螺、螺蛳、鸭肉、蚌肉、牡蛎肉等助湿生痰食物。

第五节　心神失养证

心藏神功能依赖于营血的涵养。营血是心神的滋养之源，血是心主神志的物质基础，如《灵枢·营卫生会》中言"血者，神气也"，《景岳全书·血证》指出"滋脏腑，安神魂……凡形质所在，无非血之用也"。

一、病因

心在五行属火，心为阳脏而主通明，心阳能推动和鼓舞人的精神活动，心阴的宁静作用能制约和防止精神躁动，心阳需要心阴的凉润和宁静作用从而维持有度的精神活动。若营血亏虚，心失所养或者心阳偏亢，火邪内扰，均可导致心神失养的病证出现。

二、病机

因营血是心神的笃定之居，脉属于心，血行于脉，神舍于脉。血脉充盈通畅，营血充盛，心神得以滋养，神魂安宁。营血不足则心神失养、神失所藏而不得安宁。

三、临床表现

心阳虚可见心悸气短，动则为甚，自汗，面色㿠白，神疲乏力，胸部闷痛，舌淡红，苔薄白，脉细弱等症。心阴虚可见悸烦不宁，寐少梦多，惊惕不安，口干舌燥，或舌疮频发，面赤，手足心热，盗汗，舌红少苔，脉来细弱等症。心神失养可见神志呆钝，表性淡漠，或神识失常，胡言乱语，哭笑无常等症。

四、相关疾病举隅

心神失养的相关心身疾病如脏躁。本病多发于中青年女性，与患者的体质因素有关，多由所处环境及精神刺激（如激动、惊吓、委屈、悲伤等）所致，发病突然，症状轻重不一，变化多端，甚者极其严重，但无器质性病变，一般虽不致危及生命，却给患者及其亲属身心带来较大负担，影响了家庭生活及社会的安定和谐。中医将妇人无故悲伤欲哭，不能自控，精神恍惚，犹豫不宁，呵欠频作甚至哭笑无常等症状称为"脏躁"。其病机为心阴不足、心神失养导致情志异常。

五、治法方药

临床主要方药如甘麦大枣汤，此方出自仲景之手，《金匮要略·妇人杂病脉证并治》云："甘草三两，小麦一升，大枣十枚。以水六升，煮取三升，分三次温服；本方有养心安神，补脾和中之功，可以养心安神，补脾和中。"《顾松园医镜·附〈金匮〉治妇人杂病五方》曰："此方以甘润之剂调补脾胃为主，以脾胃为生化气血之源也。血充则燥止，而病自除矣。"《金匮要略心典·妇人杂病脉证并治》记载"小麦为肝之谷，而善养心气；甘草、大枣甘润生阴，所以滋脏气而止其燥也"。本方中甘草益心气、甘缓和中；小麦甘微，寒养心气亦养心阴、宁心神；大枣养血和中，三药合用则有养心安神，甘缓和中的作用，主治脏躁，临症时可灵活加减。痰热内扰者加法半夏、瓜蒌；肝郁化火者加石决明、白芍；若兼头晕、头疼者加葛根、防己；心悸怔忡加远志、五味子；多梦易惊加磁石；心脾两虚者加黄芪、生白术。

以心气虚为主，可用养心汤加减。本方功能益气宁心，养血安神，适用于心气不足、心神失养之病证。黄芪、党参、茯苓、炙甘草补益心气；当归、丹参、红花、川芎活血通脉；枣仁、柏子仁、五味子、茯神养心宁神；陈皮调中健脾。若心肾气虚，则可加紫石英、五味子兼纳肾气。因营血亏虚、心神失养者，以养营安神为主要治则，以归脾汤为主要方剂，人参、黄芪、白术、甘草甘温之品补脾益气以生血，使气旺而血生，当归、龙眼肉甘温补血养心，生姜、大枣调和脾胃，茯神、酸枣仁、远志宁心安神。以心阴虚为主，可选用天王补心丹加减。本方功能滋阴清热、养心安神，适用于心阴不足、阴虚火旺、心神不宁之证。天冬、麦冬、玉竹滋养心阴，玄参、生地滋肾养心，丹参、当归补血养心，远志、柏子仁养心宁神，枣仁、五味子敛心气、宁心神。若心火偏旺，心烦不寐，口舌生疮，可加黄连、山栀清心泄热。

六、针灸治疗

可选用神门、三阴交、百会、内关、足三里、四神聪、心俞穴、太冲、肝俞穴等。以上腧穴中神门、肝俞穴、心俞穴、三阴交、足三里偏补，可以补血养心，滋阴安神。内关、太冲偏泻，具有宽胸理气、宁心安神的作用。

神门穴谨守"营虚神扰"病机，体现养营、安神治疗原则。神门是心经腧穴，是心经腧穴、原穴。《灵枢·九针十二原》提到"所注为输"，输穴是气血汇聚、逐渐充盛的部位。同时，腧穴是脏腑原气留止的部位，神门穴作为心之原穴，《灵枢·九针十二原》强调"五脏有疾，当取之十二原"，神门是治疗心脏疾病的重要穴位。《经穴释义汇解·手部》认为神门为"心气所出入之处"，神门穴具有调节心经气血的作用，可补血养心、宁心安神，发挥养营安神之功。神门益心气补营血、养心安神，可发挥养营安神之功；三阴交通调脾、肝、肾三经经气，补气养血的同时，又可健脾除湿、和胃消食、滋阴泻火，既养营又祛邪。神门与三阴交配伍，共同发挥养营祛邪安神作用。

七、情志心理治疗

情志疗法之中，根据情志相克的关系，恐可以胜喜，故能治疗由过喜伤心所致心神损伤的病证。情志心理治疗的重点是关心患者疾苦，耐心细致地与患者建立良好的医患关系，设法帮助解决具体问题，根据病情，帮助患者分析、认识自己性格，科学地解释其所提出的各种疑问，劝说患者克服性格弱点，正确冷静地对待客观事物和问题，消除不良情绪，正确对待疾病，树立战胜疾病的信心，鼓励患者积极参与各项社会活动，增强与外界接触的适应能力，培养多种业余爱好，陶冶情操。

俗话说"心病还需心药医"，家属和医务人员对患者的鼓励、安慰、解释、保证、赞扬等积极暗示，使患者在不知不觉中接受"我一定能战胜疾病"或者

"我一定能康复如初"的积极信念。发现患者出现动摇时，及时鼓励患者，激发患者树立自我康复的信心。

八、运动调养

五禽戏中，猿戏主心，心主神明，练习猿戏能使心气畅通，神气清静，情志愉悦。现代研究显示习练猿戏可有效缓解抑郁情绪。"猿提"收腹提肛、松腹落肛的腹式呼吸还可促进腹部脏腑运动，帮助传导糟粕。

太极拳的运动强度取决于训练方式、姿势以及持续时间。常见太极拳类型包括十二式、二十四式、四十二式和四十八式，其中简化二十四式是最常见的类型；常见派别包括杨氏、吴氏、孙氏或两种结合或更多形式；一般太极拳课时可从5分钟到90分钟不等，多数为60分钟。太极拳在改善有氧耐力方面作用显著，同时可改善患者焦虑、抑郁状态以及提高生活质量，国人普遍认为太极拳是一种经济、有效且安全的运动。

九、生活调摄

中医学认为"心动则神摇，心静则神安"。情志导引是利用古代中医意疗和引导相结合的方法来进行的。先以"松——""静——"之语引导，使患者逐渐放松、入静，然后以语言诱导患者想象自己置身于名川大山中健步如飞，拾级而上，奋勇登顶；"呼——"吐出体内的浊气，"吸——"长吸自然清气。坚持不断进行训练，每天早晚各一次，每次训练一小时。

第六节　痰火扰心证

从心脏的生理功能而言，心主神，统管一切情志活动，而肝主疏泄，藏血舍魂，调畅气机，其生理功能亦对情志的安定和谐起着重要的作用；经络方面，足厥阴肝经与手厥阴心包经相交于天池，两者经气相通；从五行生克角度而言，肝属木，心属火，两者为相生关系。故情志的稳定，有赖于心肝正常的生理功能共同发挥，而心或肝的病理变化，均可累及彼此，导致情志不安之躁的发生。

一、病因

七情内伤，肝失条达，气郁化火，扰动心神。精神刺激，思虑郁怒，气郁化火，炼液为痰，痰热内扰。本证多为实证，病位在心，常波及到肝，影响其疏泄功能。痰火日久不去，既可伤阴，又可形成血液运行不畅而出现血瘀之证，使得病情更为复杂。

二、病机

痰火扰心，在病位方面主要责之于心、肝。火为阳邪，其性炎上，这一条目十分生动地刻画了火邪如同火苗逐渐肆虐蔓延的致病动态过程，躁为狂之初，越为狂之极，人的心理也从处心积虑、焦灼难安逐渐过渡到谵语发狂、神志错乱，甚至最终表现为登高而歌、弃衣而奔的失常表现。

三、临床表现

临床表现为气粗，发热，面红目赤，痰黄稠，喉间痰鸣，躁狂，谵语，舌红苔黄腻，脉滑数等症。或见失眠心烦，痰多胸闷，头晕目眩，或见语言错乱，哭笑无常，不避亲疏，狂躁妄动，打人毁物，力逾常人等症。

四、相关疾病举隅

痰火扰心所致心身病证如狂躁。《中藏经·阳厥论》云："弃衣奔走，狂言妄语，不辨亲疏，发躁无度，饮水不休。"狂躁的主要症状即惊悸不安、多言多怒、头痛面赤、壮热口渴甚至谵语妄言等。《寿世保元·癫狂》提到"一论狂者，痰火实盛也，宜后清心滚痰丸主之"。《华佗神方·华佗制炼诸药神方》亦云："元明粉最能降火化痰，清利脏腑，危症服之可瘳，狂躁用之即愈。"盖心肝火旺日久，可炼液成痰，痰火内扰，则可蒙蔽心神，产生出狂躁类精神症状，治当以清热安神、下气逐痰为主。

五、治法方药

临床主要应用方药如礞石滚痰汤，此方由元代医家王珪的《泰定养生主论》中的礞石滚痰丸化裁而来，该方有峻攻痰火之功，方中青礞石味甘、咸、平。《绛雪园古方选注·礞石滚痰丸》曰："礞石性寒下降，阴也……是方也，治痰之功在于礞石，然独能攻肝经风经老痰，与他脏之痰不相及也。"天竺黄味甘，性寒，与浙贝母同用，有清热化痰，清心定惊之功；半夏味辛，燥湿化痰，消痞散结，与茯苓、白术共取健脾祛湿，以杜生痰之源；郁金、玫瑰花以清肝火、疏肝郁；酸枣仁养心安神；生龙骨、牡蛎平肝潜阳、镇心安神，抑亢阳以下交于阴；配少许桂枝，取其辛温之性，启阴气以上交于阳，两者相配，使上下阴阳之气交通于中土，而补心阳、镇潜安神。诸药合用有清化痰热、疏肝解郁、健脾安神、交通阴阳之功。

临床常用方药亦有温胆汤，治疗因邪火扰神、心神不宁者，当祛邪安神为主，运用温胆汤，郁金、黄连、竹茹清化痰热，竹沥、半夏、胆星、远志、石菖蒲豁痰开窍；茯苓、陈皮理气化痰。若痰热内盛，舌苔黄腻，大便秘结，加礞石、大黄下其痰火。痰浊闭窍、神识不清者，宜加服苏合香丸。心火炽盛者，可适用朱砂安神丸、导赤散加减。常用药：黄连、山栀、竹叶、木通清心泻火；朱砂镇心安神；当归、生地补养阴血；甘草清热泻火，导热下行。

六、针灸治疗

常规辨证取穴组是依据病性辨证，根据病证脏腑证型，按脏腑经脉病证取用脏腑病的穴位为主，选取脾俞、三阴交补脾益气养血，神门泻心火以宁心安神，丰隆化痰，诸穴合用可收补益气血、清泻痰火、安神定志之功，完全切合脾虚痰盛、痰火扰心证型。结合《难经》补母泻子法的病性辨证取穴，脾虚者当补本经的母穴及原穴，故取大都、太白，心火者宜泻本经之子穴及本穴，故泻少府、神门。

七、情志心理疗法

痰火扰心患者，多有精神神经症状，所以精神护理、心理疗法尤其重要。医护人员要细致了解病人的精神状况，发病过程以及发病原因，因人而异做好劝导安慰的思想工作。对一些轻证的病人，可以调节他们的情志活动，如以喜胜忧、以忧胜怒等，一定要避免不良的各种精神刺激，以免加重病情。痰火扰心患者的情志疗法以静为要，从而达到养心神的作用。西汉刘安甚重静神，其《淮南子·精神训》云："夫精神气志者，静而日充者以壮，躁而日耗者以老。"清代大养生家曹庭栋在《老老恒言·燕居》里说："养静为摄生首务。"书中仔细分析了前人的静养思想，从实际出发给"静神"赋予了新的内容，其反对道家虚无缥缈之绝对的"静"，主张神宜相对的静，认为神不用不动固属于静，而且用之不过，专一不杂，动而不妄动，同样具有静的意义。

八、运动调养

运动疗法主要是放松功和八段锦，中医养生锻炼讲究心身统一、形神合一。练习时着重于身体内部的"精、气、神"的修炼，要求心静，注意力集中，所谓"心平气和"，讲其用意为息调则心定，意气相依，在治疗疾病的同时也注意患者的心理调适。且中医操法动作具有舞蹈韵味，并在练习时配合优美的中国古典音乐，可以提高练习者的兴趣，善于调动人的主观能动性，善于调节情绪。中医养生锻炼讲究调息，强调腹式呼吸和缩唇呼吸，情绪的提高可以使人体各种生理机制活跃起来，帮助缓解患者的焦虑抑郁，使患者得到生理和心理多重益处。

九、生活调摄

痰火扰心证患者的居住环境以宁静、淡雅为宜，避免过强的噪音以及容易诱发精神刺激的事物，以帮助维持其心境平和稳定。正确对待病人的各种病态表现，不应讥笑、讽刺，要关心、体贴、照顾病人。对重症病人的打人、骂人、自伤等症状，要采取防护措施，注意安全，防止意外，必要时专人照顾。平素居家可以练习中医静坐养生，通过静坐达到调身、调息和调神的作用。饮食中注意避免辛辣刺激厚味的食物，以免加重内生痰火。

第七节　肺气亏虚证

七情中，忧、悲由肺精、肺气所生。悲和忧虽有不同，但对人体生理活动的影响大致相同，故悲和忧同属肺志。肺居胸中，其位最高，对其他脏腑有覆盖、保护作用。肺性清虚而喜润，易受内外之邪侵袭而致病。

一、病因

由外界刺激引起情志异常，肺是表达人类忧愁、悲伤的主要脏器，对于人体的重要影响是使气不断地消耗，即悲则气消。由于肺主气，所以悲忧最易伤肺。反之，在肺气虚时，机体对外来非良性刺激的耐受性就下降，而易于产生悲忧的情绪变化。

五志中的"悲忧"归属五脏中的"肺"，若过度忧愁，则容易损伤肺气。《灵枢·本神》曰："愁忧者，气闭塞而不行"。《景岳全书·杂证谟》云："若忧郁病者，则全属大虚，本无邪实"。以悲则气消，忧则气沉，故必伤脾肺。忧伤肺是指过忧伤肺，过度的忧愁焦虑，容易损伤人体的肺，而肺的功能为"相傅之官，治节出焉"，肺脏受损，肺主治节功能紊乱。

二、病机

悲、忧皆为人体正常的情绪变化或情感反应。但悲忧过度，则可损伤肺精和肺气，出现呼气气短等现象。反之，肺精气虚衰，机体对外来刺激耐受能力下降，也易于产生悲忧的情志变化。

三、临床表现

肺开窍于鼻，在液为涕，当人忧愁而哭泣时，常会痛哭流涕。肺主气，司呼吸，悲伤忧愁，可使肺气抑郁，日久耗气伤阴，出现感冒、干咳、气短、咯血、暗哑以及呼吸频率改变等症状。肺主皮毛，忧愁会使面部皱纹增多，面容憔悴，以及出现荨麻疹、斑秃、牛皮癣等皮肤病。咳嗽气短，痰涎清稀，倦怠懒言，声低气怯，面色晄白，自汗畏风，舌淡苔白，脉弱。《素问·举痛论》的"悲则气消"是指过度悲忧，可使肺气抑郁，意志消沉，肺气耗伤。表现为善悲欲哭，烦热躁乱，面色惨淡，神气不足，脉紧或结。《素问·举痛论》说："悲则心气急，肺布叶举，而上焦不通，营卫不散，热气在中，故气消矣。"另外，《三因极一病证方论·七气叙论》有"忧伤肺，其气聚"。《灵枢·本神》云："忧愁者，气闭塞而不行。"反映在临床上，常可见心情沉重、闷闷不乐、精神不振、胸闷、气短等。

四、相关疾病举隅

临床上，肺气亏虚所致心身病证如哮病，该病是一种发作性的痰鸣气喘疾患。发时喉中有哮鸣声，呼吸气促困难，甚则喘息不能平卧。情志刺激，气机不畅，易引发肺内之伏痰，导致肺气宣降功能失常，痰壅气道。《临证指南医案·哮》载："徐四一，宿哮廿年沉痼之病，无奏效之药，起病由于惊忧受寒，大凡忧必伤肺，寒入背俞，内合肺系，宿邪阻气阻痰，病发喘不得卧，譬之宵小，潜伏里闭，若不行动犯窍，难以强执，虽治当于病发，投以搜逐，而病去必当养正，今中年谅无大害，精神日衰，病加剧矣。"

五、治法方药

"悲（忧）"伤肺，首先影响了肺的气机，治疗时应补气理肺为主；其次肺为娇脏，因气消伤肺，治疗上应遵循"治上焦如羽，非轻不举"的治则。针对具体病因病机辨证论治，《素问·至真要大论》曰："悲则气消，故当散者收之，清者温之，脆者坚之，衰者补之。"

临床常用方药例如补肺汤。方中黄芪、党参补元气，益肺气；五味子收敛耗散之气；熟地黄滋阴养血；桑皮、紫菀止咳化痰平喘。临床常用枇杷叶、杏仁、瓜蒌皮、半夏、郁金、薤白、苏子、降香、川贝等宣降肺气，以斡旋全身气机的作用。若肺气上逆，喘咳较重者，佐以沉香、苏子降气止咳，若寒痰内盛，咳痰稀薄量多，可加苏子、款冬、半夏温肺化痰。

六、针灸治疗

针刺取穴天突、定喘、内关、列缺、肺俞、肾俞、关元，痰多配丰隆、足三里，胸闷配膻中、气海。一般用补法，可用灸法，取肺俞、肾俞、关元三穴。灸三壮。迎香穴具有宣肺通鼻窍之功效，为手阳明大肠经腧穴，大肠与肺相表里，肺卫不固等肺经疾病选取此穴甚为恰当。列缺为手太阴肺经穴，与迎香合用，起着首尾相应、疏通肺气的功效。足三里为胃经合穴，在益气固表方面具有独特功效。

七、情志心理治疗

古代医家通过多年临床经验得出，情志相胜法在治疗情志疾病时能收到良好的效果。情志相胜理论源于五行相克理论，喜属火，忧属金，火克金，故喜胜忧。《素问·阴阳应象大论》曰："肺在声为哭，在志为忧。忧伤肺，喜胜忧"。心肺同居上焦。悲则气消，气机郁遏，日久不解，气滞血瘀，心痛日增，状若覆杯。《素问·举痛论》云："喜则气和而志达，营卫通利"。

八、运动调养

五禽戏中，鸟戏主肺，主要是上肢的升降开合运动，从而实现气的升降运转，通过宣肃肺气，起到佐金平木的作用，从而抑制肝气偏盛。肺与大肠相表里，肺气的正常宣降有助于大肠腑气畅通，顺利传导粪便。

有氧运动有助于恢复肺脏功能。游泳是较好的有氧运动，由于水的浮力、水压，还有水温作用，因此有跟陆上运动不同的运动效果。游泳可以动用到全身的肌肉，由于水压还有按摩作用，可以促进全身的血液循环和心肺功能恢复，是一种对健康非常有益的有氧运动。由于有水压，体表的静脉受到一定的压迫，使得返回心脏的血液量增加。而且比起陆上运动，在水中的脉搏数还有所上升，会消耗更多的热量，但是要注意中间休息，否则容易变成无氧运动。

中老年人参加太极、五禽戏、八段锦等具有一定保健养生功效的气功功法来调养心身。这些缓慢而柔和的运动能促进人体全身血液循环，改善内脏、神经及肌肉的功能等。但要尽量放慢速度，让本就缓慢的动作更慢些。可以选择单一的太极拳动作，不必强求整套动作，只需做到舒展、缓慢的要求。这样的缓慢运动比起常规的练习更加考验肌肉的耐力，对提升人体素质有很大帮助。

九、生活调摄

居住环境宜安静，空气新鲜，光线宜暗，避免强光和噪声的不良刺激，保证有足够的睡眠时间，指导患者生活有规律，适当参加体力劳动及文体活动。帮助患者制定工作、生活作息时间，重视劳动锻炼。

第八节　肺阴虚证

肺阴虚多由情志内伤，郁而化热伤阴而致。病因有内外两个方面。外因为感受燥热邪气，燥热化火，耗伤肺津。内因则由情志内伤，火热伤阴，久咳内伤，肺失滋润所致。

一、病因

从七情的五行属性而言，悲属金行，其特性是肃杀、收敛。《素问·举痛论》曰："悲则气消。"气消，指肺气消损。消，即消耗之意。悲则气消，是说悲哀太过，就会导致肺气消损。其机理为悲则心系拘急，肺布叶举，导致营卫之气不利，壅遏于上焦，气闭郁过久则化火，耗伤胸中气血，故曰"气消"。《素问·举痛论》曰："悲则心系急，肺布叶举，而上焦不通，荣卫不散，热气在中，故气消矣。"张志聪说："气郁于中则热中，气不运行，故潜消也。"（《黄帝内经素问集注·举痛论篇第三十九》）姚止庵认为："布者胀也，举者起也。肺主气，畏火，气不外达，则热内烁金，肺气痿弱而消散矣。"（《素问经注节解·举痛论》）可见，悲则气消，是由于心藏神，悲为肺志，过悲则心系挛急，肺叶胀大上举而功能失调，肺失宣发，则营卫之气壅遏于上焦，气郁化热，热邪耗伤肺阴所致。

二、病机

肺脏喜润恶燥，肺阴不足则虚热内生，灼液成痰，肺阴亏虚，不能濡养肌肉，津不上承则口咽干燥，虚热内炽则五心烦热，虚火上炎则颧红，热扰营阴则盗汗，热灼肺络，络伤血溢则痰中带血，喉失阴津濡润故声音嘶哑。舌红少苔、脉细数为阴虚内热之象。

三、临床表现

临床表现为呛咳气逆，痰少质黏，痰中带血，口干咽痛，发音嘶哑，午后颧红，潮热盗汗，心烦少寐，手足心热，舌红少苔，脉细而数等症。

四、相关疾病举隅

肺阴虚所致临床心身病证如消渴。明确提出"三消"概念的是朱丹溪的《丹溪心法·消渴四十六》，其曰："上消者，肺也，多饮水而少食，大小便如常；中消者，胃也，多饮水而小便黄赤；下消者，肾也，小便浊淋如膏之状，面黑而瘦。"后世医家也遵从此法，按病位之不同，从上、中、下三分法进行论治，上消在肺，中消在胃，下消在肾。

五、治法方药

临床常用方药如沙参麦冬汤、百合固金汤。两方功能清养肺阴，但前方以润肺养胃生津为主，后方侧重于养肺滋肾化痰。北沙参、麦冬、百合润肺生津，天花粉、玉竹滋养肺胃、生津止渴，川贝母、桔梗清肺化痰。若阴虚火旺、地热明显者，可配鳖甲、青蒿、地骨皮养阴清热，兼肾阴不足，可加生地、玄参滋养肾阴，阴血不足，加当归、白芍养血合营。

沙参麦冬汤源于清代吴鞠通的《温病条辨·秋燥篇》，其中论述"燥伤肺胃阴分，或热或咳者，沙参麦冬汤主之"。该方剂具有清肺润燥，护胃生津的功效，主治温热和燥热之邪伤以及肺胃阴分之症，是用甘寒之法治疗温燥证的代表方之一。全方共北沙参、麦冬、玉竹、天花粉、白扁豆、桑叶、甘草等七味药物；君为北沙参、麦冬，臣为玉竹、天花粉，佐为白扁豆、桑叶，甘草为使。方中以北沙参、麦冬相伍以滋养肺胃津液；合玉竹、天花粉甘寒生津，养阴润燥；甘寒滋润中配入白扁豆，取其甘温健脾，除湿生津之用，既可鼓舞脾胃生津之源，又可防止甘寒滋腻碍胃之弊；桑叶轻宣燥热疏肺络；甘草调和诸药，扶养胃气，使胃气得复，中气内守，则津液化生有源，液生燥解，津复热除，共奏扶养胃气，培土生金之功。全方君臣佐使配伍合用，共奏清养肺胃，润燥滋阴，护胃生津之功效。

百合固金汤为治肺阴亏虚的常用方。方中以百合等润肺生津之品为主，诸药相伍，使肺肾得养，阴液充足，虚火自清，痰咳得止。肺在五行中属金，肺金不固则变生诸证。本方服之可使肺金宁而肺气固，诸证自能随之而愈，故名"百合固金汤"。亦有言"固金"为"固若金汤"之义，喻服之本方，可使肺气健固，犹若金城汤池一般矣。

《续名医类案·伤寒》载："卜晋公患伤寒，数日面赤躁烦，手足搐搦，起卧转侧不安，口燥渴，大便结。或用清火发散，俱不应。诊其脉，虚涩兼结。夫涩则伤阴，结则气滞。得之忧思劳郁，肺胃受伤，津液亏而虚邪结也。散邪清火，适所以耗其阴，而留其邪耳。治法必须大剂滋解乃可，用栝蒌实一两，紫菀三钱，枳壳、桔梗各一钱，秦艽一钱，杏仁、苏子、半夏曲等，一剂，便得大睡身安，调理数日而愈。"此医案患者因忧思劳郁，悲忧则气机不畅，肺胃受邪，津液亏虚不能滋养而致口燥渴、大便结，初期辨为实邪而用清火发散之法，反而加重津液亏虚之证，邪气仍留于体内，而不见效。后来通过分析其脉证，认为忧思劳郁气机不畅导致肺胃之阴受伤，实为虚邪内结，治宜理气滋阴为主，气机顺畅则阴液流通而滋养周身，热邪可出。遂用栝蒌实祛痰，解渴生津，消郁开胃。紫菀润肺化痰止咳。枳壳破气，行痰，消积。桔梗宣肺，利咽，祛痰，排脓。秦艽清湿热。杏仁祛痰止咳，平喘，润肠。紫苏子降气消痰，平喘，润肠。半夏曲化痰止咳。诸药合用，共奏润肺滋阴、理气祛痰之功，在辨证准确的基础之上调理数日而愈。

六、针灸治疗

肺俞穴为背俞穴，太溪穴为肾经原穴，三阴交为肝、脾、肾三经交汇穴，肺主气，司呼吸，肾纳气，且金水相生，三穴起到滋润肺阴、清肺降火的作用。主穴以肺俞穴、膏肓、太溪穴为主。肺俞穴为肺之背俞穴，具有调理肺气，调和营卫，养阴清热之功。膏肓穴具有益气补虚，调和气血之功。太溪穴为足少阴肾经之输穴、原穴，具有滋肾阴之功，肾阴为五脏之阴的根本，滋肾阴可补肺阴，达到金水相生的目的。三穴配伍，肺肾同补。

除此外，也可采用穴位贴敷治疗。穴位贴敷药物选自清代著名医家张璐《张氏医通》中的白芥子散，其四味药物皆为芳香走窜之品，此类药物可加快渗透效应，对穴位刺激性较强，有利于发挥药效和穴效作用，常运用于中医外治法中。现代研究主要将其作为肺系疾病的外用药物，根据"同一个气道，同一种疾病"的基础。方中白芥子味辛，性温，入肺、胃两经，具有温肺祛痰，利气散结，通络止痛的功效；延胡索味辛性温，入肝、胃、心、肺、脾五经，具有活血行气，止痛的功效；细辛味辛，性温，入心、肝、胆、脾四经，具有祛风，散寒，行水，开窍之功效；甘遂味苦，性寒，归肺、肾、大肠三经，具有泻水逐饮、消毒散结的作用。四味药物，制成穴位贴敷之剂，共行祛风宣肺，化痰散结，通络止痛之功。

七、情志心理治疗

服气辟谷可以利用有规律、有节奏，以不同频率的吐纳方法进行呼吸、采气和练气，从而补充一身之气。服气辟谷术的具体修炼方式方法也很多，但其形式大致一致，其指导思想也大体相通，均是要求修炼者选择空气清幽新鲜的地方，采气前可以通过一套太极拳或者易筋经之类的功法锻炼活动筋骨，对气血进行导引，使得形神达到较佳的状态。接着修炼者通过意守丹田，静心调息来放松心身，其理念被后世的瑜伽所借鉴和发扬，然后再以特定的嘴型吐纳，常用的口形有"呵""呼""嘘""吹""唏"等字诀，每个字诀吐纳数十次，以绵远悠长、口中似有汩汩水声为佳。此时，口中多有津唾之液，正是人体之"炁"，当缓缓咽之，以滋本元；接着观想大自然精华之气从八万四千毛孔涌入体内，填满丹田，自觉胸中宗气充足，此便是"气足神完"的地步。总之，服气的精髓在于通过采气、练气，一可以使得气足神完，二可以使得气机条畅；同时，神是生命活动之主宰，而通过采气练气，达到以意引气、以气调神，其本身就是一个形气神合一的过程。服气辟谷术可以通过辟谷少食来适当控制食物的摄入、限制肥甘厚味之品，调节饮食可以改善肺阴不足的状态；通过服气吐纳，不仅可直补肺气，通调气机，直接针对上消之病位及病机，还能疏通气血、调整脏腑机能。食饵药物大多具有滋阴润燥，益气生津之功，可以弥补上消之气阴两虚。若说服气、药饵是补，那么辟谷则是泻，是清肠，是朱丹溪所谓之"倒仓"，二者结合，可达到补泻相兼，泻有余而补不足。总之，服气辟谷法通过服气、辟谷以及辅助食饵三个方面，直指消渴病上消之病机，对该病的防治提供新的思路及方法。

八、运动调养

"吹嘘呼吸，吐故纳新，熊经鸟伸，为寿而已矣；此导引之士、养形之人，彭祖寿考者之所好也"（《庄子·刻意》），所谓"导"，就是呼出浊气，吸入清气，即吐故纳新；而"引"就是运动躯体。"导引"即利用呼吸吐纳的方法，使体内气息和顺，再配合以自力引动肢体做俯仰屈伸运动，而强健身体。《寿世传真·序》评价道："不出布帛菽粟之谈，尽为日用行习之事……人不必仕与隐，地不必喧与寂，随时随处，尽可用功，进之可观九仞之成，退亦不失一溉之效。"即强调导引之术应简单易行，随时随地可进行习练。

九、生活调摄

秋季阳气渐收、阴气生长，故保养体内阴气成为首要任务，而养阴的关键在于防燥。保持室内一定的湿度，避免环境干燥，有利于肺部的润养。在家中放置一台加湿器，或夜间在床头放一小盆水，都有助于增加室内湿度。秋季气候干燥，容易伤及肺阴，在积极调理的同时，饮食也应注意养肺。多食滋阴润肺、补液生津的食物，由内向外润养肺部。水果推荐梨、甘蔗、葡萄、石榴、柿子、大枣、柑橘等，蔬菜五谷推荐白萝卜、莲藕、百合、麦冬及各种青菜叶等，口味推荐少辛多酸。此外，在日常饮食中适量加入芝麻、蜂蜜、银耳等，均有较好的润肺生津作用。

第九节　肾阳虚证

七情中，无论哪一种情志内伤日久都会损伤及肾阳。肾主藏精，内寓真阴真阳，元阳亏虚，真元虚惫，失于温煦，或耗伤阴精，阴损及阳，则精气虚冷，命门火衰。《重订济生方·虚损论治》云："五劳七伤，真阳衰惫……阳事不举。"《景岳全书·阳痿》云："凡男子阳痿不起，多由命门火衰，精气虚冷……火衰者十居七八，而火盛者仅有之耳。"

一、病因

恐为肾志，过恐则伤肾。恐伤肾主要体现在对肾阳的损伤，且多因素体阳虚，老年体衰，久病不愈，房事太过，或其他脏腑病损及肾阳所致。如《灵枢·本神》所言"恐惧而不解则伤精"，《类经·疾病类》中也说"恐惧伤肾则伤精，故致精却"。除恐外，其他六情内伤日久亦会损伤肾阳。

二、病机

肾阳虚衰，温煦失职，不能温暖腰膝，故见腰膝酸冷疼痛。肾居于下焦，肾阳失于温煦，故畏寒肢冷。阳虚温煦功能减弱，不能振奋精神，故见精神萎靡，阳虚不能温运气血上养清窍，则见头目晕眩。命门火衰，可见性欲低下。肾阳不足，火不暖土，脾失健运，则久泻不止，完谷不化，五更泄泻。肾阳虚，气化失职，肾气不固，故小便频数清长，夜尿频多。

三、临床表现

临床表现主要为腰膝酸冷，尿少，肢体浮肿，夜尿频多色清，畏寒肢冷，面色㿠白，头昏耳鸣，阳痿，滑精，黎明腹泻，便溏，舌淡苔嫩，苔白润，脉细等症。

四、相关疾病举隅

肾阳虚所致心身病证如阳痿，以情志变化为主要发病学基础。恐是中医情志之一，人突然或长期处于惊恐状态就会出现恐伤肾的临床表现，进而发展为阳痿。

五、治法方药

临床常用方药如金匮肾气丸、右归丸加减。适用于肾阳不足、命门火衰之证。两方均能温补肾阳，但前方补中寓泻，后方则扶养配阴。附子、肉桂温补命门真火，熟地、山萸肉、山药滋养肾阴，本阴阳互根之旨，补阳而不伤阴，泽泻、丹皮、茯苓利水泄浊。命门火衰，加仙茅、仙灵脾、狗脊、阳起石等温肾壮阳。

宋代《太平惠民和剂局方·三建丹》所记载的三建凡，其组成是阳起石、附子、钟乳粉各等分，功效是"壮元阳，补真气"，主治"劳伤虚损，下经衰竭，肾气不固，精溺遗失，脏腑自利，手足厥冷"。阳起石、附子温肾壮阳，钟乳石温肺气、壮元阳，《神农本草经》谓其可"益精，安五脏"，正合遗精"精亏"之机。三药合而补虚益精、壮阳固肾，适于肾阳不足、固涩失司、寒象明显、纯虚无邪之遗精者。

　　与此略有不同的是宋代《太平圣惠方·鹿角胶散》所记载的鹿角胶散，其组成是鹿角胶、覆盆子、车前子各一两。本方同样适于虚劳遗精之症，但组方上除了以甘咸温的鹿角胶补肝肾、益精血之外，辅以甘酸微温之覆盆子，补涩并行，补肾助阳，固精缩尿。更以甘微寒之车前子"行肝疏肾，畅郁和阴，同补肾药用，令强阴有子"（《本草汇言·车前子》）。全方补涩同施，以温润和平之鹿角胶合微温性涩的覆盆子，温肾壮阳之力不如三建丹；补泻并用，以车前子导热下行，适于肝肾亏虚、肾阳不足、湿浊下注的遗精白浊之证。

六、针灸治疗

　　针刺主穴选用肾俞、命门。腰痛配大肠俞、阿是穴，水肿配水分、阴陵泉，五更泄配天枢、上巨虚，多寐配申脉、照海，阳痿、早泄配关元、三阴交，滑精配次髎、关元。肾俞为足少阴经之背俞穴，为肾气转输的地方，具有益水壮火，温阳化气，强健腰膝之功。命门为督脉经穴，为本经脉气所发，为五脏六腑之本，为人体真火所居之处，具有培元温阳补肾之功。肾俞穴与命门穴配伍应用，出自《古今医统大全·玉龙赋》中"老者便多，命门兼肾俞而着艾"。重用灸法，能增强温阳之功，激发人体元阴元阳，相互滋化，生生不息。

七、情志心理治疗

　　恐伤肾本由情志障碍引起。因此，临床除药物外，更应重视对其进行心理治疗，祛除心理致病因素，才能取得更好效果。临证常采用以下心理疏导方法：帮助患者找到导致其慢性恐惧与担心的原因，并进行分析，逐步消除患者不必要的担心与忧虑；使患者正确认识疾病，明确其发病原因，通过评估其病情，告知其是否可治；避免过度关注疾病及心理障碍，转移注意力到工作、学习或感兴趣的事情中去；建议患者多与朋友、亲人、伴侣进行沟通，避免长时间独处；加强锻炼，适度的体育锻炼可提高男性的抗压能力，提高其竞争力，并具有调节情绪的良好作用。当然，心理疏导方法很多，医生只是为其指明方向，更重要的还是患者自我的调节及实践。

八、运动调养

　　导引又称导引术，"导"是"导气令和"，"引"是"引体令柔"，其代表功法有五禽戏、八段锦、易筋经及后世记录的各种功法。吐纳即吐故纳新，通过调整呼吸，吸清呼浊，配合意念，达到养生防病的目的。其代表功法为养生六字诀导引与吐纳两种功法往往相伴而行且又各有侧重，一动一静，相得益彰。具体到肾脏养生，六字诀之"吹"法，《遵生八笺》肾脏导引法，华佗五禽戏的鹿戏，八段锦中的"双手攀足固肾腰"均有很好的补肾益精、壮腰健体的功效。《遵生八笺》中的肾脏导引法坚持练习则有利于祛除腰肾之中的风邪积聚。华佗五禽戏之鹿戏有助于运行任、督二脉的经气，沟通上下表里，可以强筋骨、固腰肾，对腰背痛、阳痿、月经不调、痛经等病症有疗效。八段锦之双手攀足固肾腰可以很好地拉伸督脉和膀胱经，使阳气周流、祛除寒邪，起到固护肾气的作用。以上功法需要长期坚持，久久方能有功。

九、生活调摄

饮食调理对疾病的恢复十分重要。饮食护理得当，可以起到扶正祛邪、恢复健康的作用。饮食常以易消化而富含营养为宜，忌食烟酒辛辣刺激性食物，多食水果，患者拒食时，应耐心劝说，保持摄入充足的营养和水分，情绪不愉快时暂不进食。

房事过度，没有节制，就会造成身体的损伤。如《寿世青编·服药须知》指出"纵欲劳形，三田漏溢，肾为之病矣"。《寿世传真·总论精气神》曰："人至中年以后，阳气渐弱。觉阳事犹盛而常举，必慎而抑之，不可纵情过度。"可见节欲保精的重要性。夏季气候炎热，人体腠理疏松，精气易于外泄，若房事频繁则更加损伤精气；冬季气候寒冷，人体腠理致密，宜阳气潜藏，阴精内守，若房事不节则耗阴或伤阳。因此，在冬夏阴阳偏盛的季节，尤其要节欲固精。《寿世传真》还指出即使房事忍精不泄，仍然对身体有损；"凡房室之事，火随欲起，煽动精室，虽不泄而精渐离位，若将出而复忍之，则精停蓄，必化脓血成毒"（《寿世传真·总论精气神》）。《厚生训纂》指出过度房劳容易引发消渴病。故《三元延寿参赞书·欲不可强》曰："强力入房则精耗，精耗则肾伤，肾伤则髓气内枯，腰痛不能俯仰。阴痿不能快欲，强服丹石以助阳，肾水枯竭，心火如焚。五脏干燥，消渴立至。"

第十节　肾阴虚证

若人的欲念频起，则心火招摇，肾精不固，阴阳失守，则根本动摇，百病随起。因肾脏是五脏之根本，心肾水火既济，则心火不致太亢而肾水不致太寒，水火相济，则人自无病。

一、病因

由于纵欲过度导致体虚，使得人自身丢失太多的精华物质而最终导致精气缺乏，精血不足而导致肾阴虚。情志因素是造成肾阴虚的主要原因，若患者长期处于焦虑状态，每日煎熬精血，也会导致人体精华物质大量流失，从而出现肾阴虚。

二、病机

《医贯·梦遗并滑精论》曰："肾为阴，主藏精。肝为阳，主疏泄。是故肾之阴虚，则精不藏。肝之阳强，则火不秘。以不秘之火，加临不藏之精，除不梦，梦即泄矣。"肾阴亏虚，阴不敛阳，虚火内生，扰动精室，则发遗精。

三、临床表现

临床表现为形体羸瘦，头昏健忘，失眠，梦遗，耳鸣，耳聋，腰腿酸软，男子精少，女子经闭，低热虚烦，尿浊或尿多如脂。舌红少苔，脉来细数等症。

四、相关疾病举隅

肾阴虚所致心身病证如遗精，属男科常见病证，指因肾失封藏所致，以不因性交而精液自行遗泄且一月4次以上为主要表现的不固类疾病。一般有梦而遗谓之梦遗，无梦而遗谓之滑精。《灵枢·本神》曰："恐惧而不解则伤精，精伤则骨酸痿厥，精时自下。"将本病称为"精时自下"，认为病因与恐惧不解伤肾、肾气不固有关。

五、治法方药

临床常用方药如六味地黄丸、左归丸加减。适用于肾阴亏虚的病证。两方均能滋养肾阴，前方功能壮水制火，后方育阴潜阳。熟地、山茱肉补养肾阴，泽泻泄肾火，丹皮清肝热，茯苓渗脾湿。阴虚较甚，加首乌、女贞子、枸杞子、桑葚滋养肾阴，或配菟丝子、巴戟天、鹿角等助阳生阴。

清代程曦等人所著《医家四要·卷二》记载了"坎离既济汤"。其组成是黄柏、知母、生地，其中黄柏苦寒，偏泻下焦相火；知母苦甘寒，能滋补肾阴，兼泻相火；生地甘苦寒，甘寒养阴，苦寒清热，合而滋阴降火。肾中阴精充盛，相火不旺，则阳不妄动而精不泻矣。适于肾阴亏虚、相火妄动之遗精者。

六、针刺治疗

针刺涌泉穴、太溪穴、肾俞穴。肾阴虚病人一般表现阴虚发热的证候，并不适宜于用温热的灸法进行熏灸，故临床上大多选择对肾阴虚病人进行针刺。涌泉穴为足少阴肾经的井穴，取涌泉可使全身阴液调动起来循环周身。太溪穴为足少阴肾经的原穴，所谓原穴乃是人体经气留注的位置。还可在足厥阴肝经上取太冲穴，也用泄法，取泄木而补肾阴的作用。肾俞穴可补助肾气，填精益髓。

七、情志心理治疗

《养生秘旨·长生在惜精论》指出"若欲心不息，灵根不固，此精日耗"。《寿世青编·养肾说》云："《庄子》曰：'人之大可畏者，衽席之间不知戒者故也，养生之要，首先寡欲。嗟乎！元气有限，情欲无穷……此当戒也，然人之有欲，如树之有蠹，蠹甚则木折，欲炽则身亡'；《仙经》曰：'无劳尔形，无摇尔精，无使尔思虑营营，可以长生，智者鉴之'。"以上，从不同侧面论述了节欲保肾的重要性。在养生实践活动中，要培养广泛的兴趣和高雅的情操，建立远大的志向，达到《黄帝内经》所说的"恬淡虚无""精神内守"的境界，使生活充实丰富有意义。另外，要注意省心省事，减少思虑。

八、运动调养

借鉴一下古人运动补肾的方法。古代养生家们往往会将运动调配在每个时间段和各种生活细节中。比如早起五分钟，多走一段路，爬爬楼梯；工作中途去洗手间、茶水间，取文件，伸个懒腰、搓搓腰。这些十分简单的动作，不仅可以缓解一时的疲劳，更会有一些意想不到的效果。

九、生活调摄

《灵枢·本神》曰："故智者之养生也，必顺四时而适寒暑。"顺时养生就是顺应不同时令的气化特点而制定不同的养生方案，如春季顺应其生发的特性而舒展身心，防止风邪为患；夏季顺应其布散的特性而输布阳气，防止暑热邪气为患；长夏顺应其斡旋之机，防止湿邪为患；秋季顺应其收敛的特性，防止燥邪为患；冬季顺应其闭藏的特性，防止寒邪为患。具体到肾脏养生，春季要防止肝气疏泄太过，使肾气生发有度；夏季要注意心肾水火既济，防止心火太过，耗伤肾水；秋季要注意防止燥邪为患，损伤津液进而耗损肾阴；冬季为肾脏所应之季，一方面要注意闭藏肾精，减少房事，使肾精充足，一方面要注意防止寒邪为患，损伤肾阳。《寿世传真·修养宜四时调理第五》云："知摄生者，卧起有四时之早晚，兴居有至和之常制，调养筋骨有偃仰之方，节宣劳逸有予夺之要，温凉合度，居处无犯于八邪，则身自安矣。"这就是肾脏顺时养生的基本大法。

《素问·四气调神大论》云："冬三月，此谓闭藏，水冰地坼，无扰乎阳。"冬季寒邪偏胜，天寒地坼，要注意保护人体之阳气，阳气充足，卫外而为固，则可以保护肾精不致耗散。保护阳气一方面要去寒就温，一方面要注意着装保暖，保护好风池风府诸穴，如果违背了这些原则，就会耗损阳气，进而使阴精不能内守，阴精受损则"春必病温"，从而进一步损伤身体。咸为肾之本味，其性应冬，冬季多寒易伤心阳，所以要减少咸味食物的摄入，增加苦温药食的摄入，以补益心气防止心受寒邪，君主失司而阳光不布。如《养老奉亲书·冬时摄养》所言："冬属水，主于敛藏。冬，肾气旺，属水，味属咸。水克火，火属心，心主苦。当冬之时，其饮食之味，宜减咸而增苦，以养心气。"

第六章 中医心身医学
相关学科概述

当前中医心身医学与相关学科，如现代心身医学、现代心理学、精神病学、中医情志学等，在学科概念和应用范围的界定上不甚清晰，容易从认识上发生混淆。中医心身医学在某些概念与内容上与这些相关学科有相似之处，但是从学科的本质以及特点来看，中医心身医学本身具备着特点和优势。因此，对相关学科进行概述，可以加深对中医心身医学的认识。只有在准确把握学科本质的基础上，才能有助于中医心身医学真正发挥临床作用。

第一节 现代心身医学概述

现代心身医学的概念界定有广义和狭义之分。广义上是指研究人类在健康和疾病中的生物、心理以至社会因素相互关系的医学，实际是一种对健康和疾病的认识方法。狭义上是指研究心身疾病的医学，研究心理生理疾病的病因、病理、诊断、治疗和预防等问题，所以也称之为心理生理医学。中医心身医学与现代心身医学，从学科发展渊源上存在不同。现代心身医学起源于西方医学，是在原有的生物医学模式基础上进一步发展形成的"生物-心理-社会医学模式"的大背景下应运而生。中医心身医学随着中医学的起源而起源，随之发展而发展，自古有之，沿用至今，其理念与方法广泛蕴含在中医临床实践之中。由于学科发展渊源不同，产生背景和发展历程不同，故它们所面向的临床疾病研究的对象存在着不同，从治疗到预防上的理念与方法也存在差异。

一、学科发展渊源

现代心身医学科学体系确立于20世纪30年代，由德国精神医师亨罗斯正式提出，得到美国精神病学家、心身医学的开拓者之一邓伯认可，并在他主导出版的《美国心身医学杂志》和1944年建立的美国心身医学会加以推广。

医学的发展，往往与人类对身体和疾病的科学认识的变迁有着密切联系。远古医学是建立在人们对疾病神魔化认识的基础上的，注重祭祀、祈祷、巫术等，故而治疗疾病的人有巫医之属。古代和近代西方传统医学的产生，则是人们以机械论和还原论来解释身体现象和疾病的结果，并随着人体生物学、病理学的发展，这种医学成为现今世界最普遍的医学模式，称为生物医学模式。

随着时代的发展，尤其是人本主义观念深入人心，科学对人体的审视越来越全面和系统，对人类疾病产生的心理和社会因素也越来越重视。联合国世界卫生组织把人的健康定义为"身体、心理和社会适应方面的良好状态"。事实上，越来越多的疾病已被证实不能单纯从生理学角度去研究和治疗，除非把心理因素和社会因素也考虑进去。于是，美国精神病学家、内科学专家恩格尔就强调，在新时代进行医学模式的转变十分必要，即建立一种"生物-心理-社会医学模式"。这里有两个转变方向，一种是医学研究对象宏观化，由此诞生了"医学社会学"。而另一个方向是个体研究的系统化，即从生物、心理、社会角度全面系统地诊断病人个体，"心身医学"由此产生。

现代心身医学的研究范畴不限于某一器官和系统的疾病本身，也不仅指疾病的病理学，而是研究疾病的倾向性、易患性，疾病的起因、预后，病前躯体和心理方面的前驱性特征，以及心身相关规律等。它是从心身相关的基本立场出发，考察人类健康和疾病问题，试图提出"综合-整体性医学学科"，其理论基础是"心身相关原理"。系统医学概念的形成，正是基于现代心身医学与"生物-心理-社会医学模式"的结合，又称之为综合医学模式。

从学科发展渊源来说，中医心身医学自古蕴含在中医学体系之中，随着中医学理论的丰富而丰富，随着中医学临床的发展而发展。其学科的出现，并非随着医学模式的转变而产生，亦不是由于科学认识的变迁而出现，而是从中医学形成之初就已经孕育，并在中医学整体观念、辨证施治的运用过程中应运而生。

二、疾病研究对象

"心身疾病"是心身医学的研究和治疗对象。现代心身医学在西方诞生后，心身疾病的概念不断被完善。目前认为，"心身疾病"是指心理社会因素起着重要致病作用的躯体器官病变或功能障碍。对心身疾病的临床诊断有以下三个重要指标：一是，临床表现具有明显的躯体症状和体征；二是，发病原因以心理社会因素为主，且随着病人情绪与人格特征的不同而有明显的病征差别；三是，对该病使用单纯的生物学治疗效果不理想。如原发性高血压、消化道溃疡、神经性呕吐、偏头痛、支气管哮喘、慢性疲劳等都是常见的心身疾病。

心身疾病的发病过程，包括心理应激和心身反应两个主要环节。其发病源一般有三大类：一是，灾难性事件，如地震、火山、战争和恐怖袭击等，其人群影响范围广，刺激强度大，造成的精神创伤较为严重；二是，个人性应激源，与个人生活经历有关，影响范围小，个体差异大，如失学、失恋、失业等，但其个人影响不可忽视；三是，背景性应激源，如噪音、拥挤、空气污染、不协调的人际关系等，长期对人的心身健康构成潜移默化的影响。心理应激对身体的影响主要是通过植物性神经系统、神经内分泌系统和免疫系统等三个途径。植物性神经主要调控人体脏器的自主活动，包括交感神经系统和副交感神经系统。如过于激动的情绪容易使交感神经过度兴奋而导致冠心病；焦躁过度的心理则易通过副交感神经而导致胃酸分泌过多，导致胃溃疡。心理应激反应还会造成神经内分泌系统失调，导致甲亢、糖尿病等病症。至于免疫系统功能减弱，则会造成人体抵抗外界病原的能力降低，而且内部的免疫监督也会减弱，使癌细胞增殖扩散的风险增大。

心身疾病的发生，往往跟个人的心理特征、社会特征有关。首先是人格差异，如性格冲动急躁、攻击性强的人较容易患冠心病；性格内向、消极，且情绪不稳定的人则易患支气管哮喘；性格特征表现被动、顺从，且过度关注自己的人较易患溃疡病；习惯于自我克制的人患癌症的风险更高；爱怨天尤人的人往往更容易患偏头痛。其次，个人经历与体验的差异是造成心身疾病个体差异的重要因素。例如，一位平时学习成绩优秀的学生，遭受考试失利的精神打击，要比习惯得低分的学生严重得多，前者患心身疾病的风险也就更大，如慢性疲劳和神经过度紧张等。最后，是人们看待问题方式的差异，即如何解释应激源。当遇到问题的时候，能否积极乐观地看待并且善于理性分析，找到应对方案，对一个人的心身健康状况有着极大影响。另外，社会支持系统也是造成心身健康差异非常重要的一个因素。如果一个人周围有足够善解人意的家人、师长、朋友或同事，那么即使遭遇了心理的挫折，也能在别人的帮助下及时地排遣内心的压力而不至于影响身体健康。相反，性格孤僻而不愿与人交往的人，则由于该支持系统的弱小，而不易对心理反应进行调节，久而久之就会对心理和身体都造成不良影响。基于各种存在因素的相互联系，相互影响，共同导致了个人心身疾病病情的差异性。

综上所述，现代心身医学，将人的人格、心理、精神以及社会因素作为主要致病因素看待，重视发病过程中的心理性格差异。中医心身医学对疾病的认识，基于人的心身一体性，即心为病因，累及于身，或者身为病因，累及于心。心身相互联系、相互影响，二者均属于中医心身疾病的范畴。

三、治疗与预防

现代心身疾病的治疗与预防，对患者的审视和诊断是比较全方位的，会根据生理、心理、社会因素等不同的致病因素在患者身上的差异，来制定相应的治疗、预防措施，即心身同治原则。对于急性发病而且躯体症状严重的病人，如急性心肌梗塞病人、过度换气综合征病人，则需以生理救治为先，以防病情进一步恶化而对身体造成严重损伤。对于更年期综合征、慢性消化性溃疡等病的患者，鉴于其症状为慢性发作，且心理因素作用强度更大，除了给予适当的药物治疗外，应重点做好心理疏导等各项指导工作以预防疾病加重。

现代心身疾病的治疗有以下三个主要目标：一是，消除患者的社会刺激因素。如消除不良的家庭环境和紧张的人际关系等因素，使患者得以在相对平和温馨的生活环境中恢复正常心态，以减弱致病的外在刺激；二是，消除心理学病因。即帮助患者改变认知模式，帮助培养积极健康的心理，这是从内在角度"治本"，治疗难度较大，短时间内很难见效；三是，消除生物学病因。例如采用长期松弛训练和生物反馈疗法治疗高血压病人，可以帮助改善病人的循环系统，降低血压。

现代心身疾病的预防与每一个人的健康息息相关，要采取消除或远离环境中的心理应激源，加强社会人际支持、潜意识防御，端正认知方式等方法积极预防心身疾病的发生。此外，适度的高强度运动，也能转移个体对不愉快事件或情绪的注意力，并调节身体，从紧张压抑中恢复过来。

随着社会的发展，逐渐呈现出一个趋势，即临床医生越来越需要掌握心理学、精神病学和心身医学的知识，而精神科医生也越来越需要学会与内科医生合作诊疗。此外，心身医学也应该在对行为治疗的有效性问题上寻找更有力的支持证据。行为治疗是指通过对身体行为有意识的设定，来达到改善心理状态，进而改善躯体、脏器功能状态的目的。常见的行为疗法有厌恶疗法、行为塑造疗法、生物反馈疗法以及自信训练等。特殊的肌肉松弛疗法，对人体健康的正面影响是有目共睹的。心身医学虽然不注重具体治疗方法的设计，但是却善于利用快速发展的科学技术和研究方法，为其治疗找到理论上的依据。

综上所述，发源于西方的现代心身医学属于现代医学分支学科之一，主要是研究心理因素同人体健康，以及疾病之间关系的学科，更确切的是研究心身疾病的发病机制。与中医心身医学相比较，其在"心"与"身"的意义范畴上的认识不同，可以说中医心身医学对于"心"与"身"的内容认知更为完善，故而现代心身医学与中医心身医学在对待人体疾病的认识上存在不同，所以两者在诊断、治疗方法上存在着差异。

第二节　现代心理学概述

现代心理学是研究人类心理现象及受心理现象影响下的精神功能和行为活动的科学。心理学包括基础心理学与应用心理学，其研究涉及知觉、认知、情绪、思维、人格、行为习惯、人际关系、社会关系等诸多领域，也与日常生活的许多领域如家庭、教育、职业等有关系。心理学的学科与研究范畴与中医心身医学存在很大区别。现代心理学并不完全归属于医学领域，只是有一部分运用于医学领域之中，而中医心身医学归属于医学领域，从学科理论到方法都全面地服务于人类的医疗和健康。

一、学科范畴

心理学一词来源于希腊文，意思是关于灵魂的科学。灵魂在希腊文中也有气体或呼吸的意思，因为古代人们认为生命依赖于呼吸，呼吸停止，生命就结束了。随着科学的发展，心理学的对象由灵魂改为心灵。19世纪末，心理学成为一门独立的学科，到了20世纪中期，心理学才有了相对统一的定义。1879年德国学者冯特受自然科学的影响，在莱比锡大学建立了第一个心理实验室，标志着科学心理学的诞生。

心理学一方面尝试用大脑运作来解释个体基本的行为与心理机能，同时也尝试解释个体心理机能在社会行为与社会动力中的角色。另外，心理学还与神经科学、医学、哲学、生物学、宗教学等学科密切相关，因为这些学科所探讨的生理或心理作用会影响个体的心智。实际上，很多人文和自然学科都与心理学有关，人类心理活动本身就与人类生存环境密不可分。

现代心理学对心理过程的描述是指一个人心理现象的动态过程，包括认识过程、情感过程和意志过程。认识过程即认知过程，是个体在实践活动中对认知信息的接受、编码、贮存、提取和适用的心理过程。情感过程，是个体在实践活动中对事物的态度的体验。意志过程，是个体自觉地确定目标，并根据目的调节支配自身的行动，克服困难，以实现预定目标的心理过程。以上三种过程不是彼此孤立的，而是相互联系、相互作用，构成个体有机统一的心理过程的三个不同方面。

现代心理学的研究范畴中包括个性心理、意识、无意识和记忆等概念。

个性心理，是一个人在社会生活实践中形成的相对稳定的各种心理现象的总合，包括个性倾向、个性特征和个性调控等方面，反映人的心理现象的个别性一面。个性倾向是推动人进行活动的动力系统，其反映了人对周围世界的趋向和追求，主要包括需要、动机、兴趣、理想、信念、价值观和世界观等。个性特征是个人身上经常表现出来的本质的、稳定的心理特征，主要包括气质、性格和能力。意识，是指现时正被个人觉知到的心理现象。从意识对象上可以把其分为客体意识和自我意识。客体意识，指个人对于周围世界的意识；自我意识，指个人对自己以及自己和周围关系的意识。无意识，是指现时未被个人觉知到的心理现象。以记忆为例，有时我们并没有某方面内容的记忆，也没有想着要记住它，却在不知不觉中记住了，甚至还很牢固。有时自己也不知道从哪里获得的以及是否有某方面的记忆。记忆具体包括识记、保持、回忆和再认，是进行思维、想象等高级心理活动的基础。记忆作为一种基本的心理过程，是和其他心理活动密切联系着的。记忆联结着人的心理活动，是人们学习、工作和生活的基本机能。记忆的研究属于心理学或脑部科学的范畴。科学家对记忆的相关研究一直在继续，尽管当今的科学技术已经有了长足的进步，但能够有效提高记忆的方法、技巧，使之更好地服务于人类的工作、生活、学习的具体方法，仍是研究者要攻克的难题。

从心理现象的发生主题上看，人是自然属性和社会属性的统一；从心理现象产生的器官上看，人脑固有的自然属性是在人的社会生活方式的影响下变化和发展的，其技能也是自然与社会的同一；从心理现象的内容上看，人所反映的客观现实是社会存在和自然现实的统一；从心理现象的形式上看，人的心理是社会的产物，也是自然的产物，"心理是脑对客观现实的反映"这一科学命题本身就蕴含了自然和社会的统一。因此，心理学是在思维科学、自然科学和社会科学交合点上形成的一门具有综合性的交叉学科或边缘学科。从心理学在整个科学体系中所处的位置和与其他学科的关系来看，其与哲学、自然科学和社会科学有着紧密不可分割的联系。

二、研究方法

心理学的研究方法是指研究心理学问题所采用的各种具体途径和手段，包括仪器和工具的利用，主要的研究方法有自然观察法、实验法、调查法、测验法、个案法等。

自然观察法是研究者有目的、有计划地，在自然条件下，通过感官或借助于一定的科学仪器，对社会生活中人们行为的各种资料的搜集过程。具体的观察方法又因观察时间、内容，观察者身份、观察场所的不同有多种划分。观察法的优点是保持了人的心理活动的自然性和客观性，获得的资料比较真实。不足之处是观察者往往处于被动地位，带有被动性。另外，观察法得到的结果有时可能是一种表面现象，不能精确地确定心理活动产生和变化的原因。

为了克服观察法的弱点，就出现了有控制的观察，即实验法。实验法是指在控制条件下操纵某种变量来考查它对其他变量影响的研究方法，是有目的地控制一定的条件或创设一定的情境，以引起被试者的某些心理活动而进行研究的一种方法。实验法又有实验室实验法和自然实验法之分。实验室实验法是指在实验室内，借助各种仪器设备，严格控制实验条件，并积极创造条件，给予实验对象设定的刺激以引发其一定的行为反应，进而研究在这种特定条件下的心理原因、特点和规律的方法。自然实验法是指在平时的生活情境下，适当地控制或变更某些条件而进行心理研究的方法。自然实验法是在被测试者的生活和工作环境中进行的，它既主动地创造条件，又在相对比较自然的情境之下进行，因此它具有实验法和观察法的优点，通常所获得的实验结果更为真实和符合实际情况。

调查法是指通过书面或口头回答问题的方式，了解被试者的心理活动的方法。调查法的主要特点是以问题的方式要求被调查者针对问题进行陈述的方法。根据研究的需要，可以向被调查者本人做调查，也可以向熟悉被调查者的人做调查。具体的调查法有问卷法、访谈法等。问卷法是当前使用较多的一种方法，研究者需设计表格，搜集资料。问卷法的优势在于内容详细完整，易于控制研究结果，缺点是常常会因为被调查者的记忆不够准确等原因，使调查结果的真实性和准确性受到影响。访谈法是指通过与调查者和受访人员当面对话或者交流，来研究受访人的心理和行为的心理学研究方法。其优势是使用范围广，能够方便又灵活地安排研究活动，并收集相关材料，颇受研究者欢迎。

测验法就是采用标准化的心理测验量表或精密的测验仪器，来测量被试者的有关心理品质的研究方法。事实证明，临床仅用测验法去研究抑郁、精神障碍问题是很难操作的。

　　实际上，很多心理学实验在道德上令人难以接受，或者在操作上是不可行的。在这种情况下，通过个案研究来获取信息或许是最好的方法。个案法是指针对研究对象进行某一段时间内的连续调查研究，从而收集相对较为完整的资料。个案研究有时被认为属于自然临床检验，也就是对能够提供心理学数据的偶发事件或者自然事件的检验。个案研究缺少正规的控制组，使临床观察所获得的结论受到限制。然而，在研究罕见事件时，比如研究非同寻常的心理障碍、天才儿童时，自然临床方法具有特殊的价值。对心理治疗的个案研究，已经为治疗情感问题提供了许多有用的建议。

　　从科学心理学的角度对各种心理现象进行科学界定，以建立和发展心理学中有关心理现象的一个完整的、科学的概念体系。其一方面，要研究各种心理现象的发生、发展和相互联系，以及表现出的特性和作用等；另一方面还要研究心理现象所赖以发生和表现的机制。基于以上研究，有利于指导人们在实践中了解、预测、控制和调节人的心理。学习与研究心理学，可以加深人们对自身的了解，可以知道自己为什么会做出某些行为，这些行为背后究竟隐藏着什么样的心理活动，以及自己的个性、性格等特征又是如何形成的等等。同样，也可以把自己学到的心理活动规律运用到人际交往中，通过他人的行为推断其内在的心理活动，从而实现对外部世界更准确的认知。心理学除有助于对心理现象和行为做出描述性解释外，还指出了心理活动产生和发展的变化规律。人的心理特征具有相当的稳定性，但同时也具有一定的可塑性。因此，可以在一定范围内对自身和他人的行为进行预测和调整，也可以通过改变内在和外在的因素实现对行为的调控。也就是说，可以尽量消除不利因素，创设有利情境，引发自己和他人的积极行为。例如，当发现自己存在一些不良的心理品质和习惯时，就可以运用心理活动规律，找到诱发这些行为的内在因素，积极地创造条件改变这些因素的影响，实现自身行为的改造。

　　因此，现代心理学旨在阐释与说明心理活动的内容，是针对"心"的活动展开研究和实验。而中医心身医学是基于心身一体理论，对心身疾病的发现、预防、医疗和康复的学科体系。现代心理学属于现代人类社会文明发展下的产物，适用于当今社会，而中医心身医学从古代延续至今，以至于在未来也有着相应的实用价值，甚至需要更深地挖掘、总结，从而使其得到充分的发展。

第三节　精神病学概述

精神疾病是指在各种生物、心理以及社会环境等因素影响下，大脑功能失调，导致认知、情感、意志和行为等精神活动出现不同程度障碍为临床表现的疾病。精神疾病属于心身疾病中的一部分。心身疾病的范畴，除精神疾病之外，还包括一切由心身关系失调所导致的疾病。因此，中医心身医学在疾病范畴、治疗与预防体系上，较之精神病学要更为丰富，在临床应用上也更为广泛。

一、临床特征

精神病是在生物、心理以及社会环境等因素影响下，导致的大脑功能失调。常见症状如性格突变、情感紊乱、行为诡异、敏感多疑、记忆障碍、意志行为障碍等。

精神病的病因比较复杂，大致上可以分为生物因素、心理因素与社会因素。

其一，生物因素。诸多被诊断有精神分裂症的病人，被证实大脑存在脑室肿大和灰质萎缩。另外，有研究认为神经传导物质不平衡也会导致精神疾病。许多对遗传和双胞胎的研究结果证实，如躁郁症和精神分裂症等精神疾病是可以遗传的。

其二，心理因素。心理学家认为矛盾、危机、紧张和创伤等可能会导致精神疾病，特别体现在心理素质较弱以及心理抗压能力较低的人群中。

其三，社会因素。社会学家认为重大事件和情境会导致精神疾病。在社会运动、发生战争或遭受天灾时，该地区的人们有较大概率发生精神疾病。而贫穷、缺乏资源和援助的地区也会比富足地区更易患精神疾病。

精神疾病的临床表现往往有比较明显的情绪、心理、性格与行为等改变。如性格突变，原本活泼开朗、热情好客的人，突然变得对人冷淡，与人疏远、孤僻不合群，生活懒散，不守纪律；对任何事情都没有了往日的激情；情感紊乱，情感变得冷漠起来，对亲人漠不关心，对周围事情不感兴趣；脾气开始变得暴躁起来，经常会为一些小事而乱发脾气，会莫名其妙地大笑或嚎哭；喜欢发呆、独来独往，常人很难与其交流；敏感多疑，对任何事都敏感起来，把周围的一切都附加在自己身上，以为别人都在议论他，不吃、不喝，认为有人想要加害于他，有时甚至会出现幻视、幻觉的症状；行为诡异，行为举止开始变得诡异起来；睡眠障碍逐渐加重或突然变得入睡困难，即使入睡也易惊醒或睡眠不深，彻夜失眠多梦或睡眠过多等。

二、治疗与预防

精神疾病治疗的方式有精神病用药、心理辅导、调整生活方式和其他的支持性措施或上述方法的综合运用等。

在预防上，首先开展病因研究，为根本性预防措施提供科学依据。病因预防是最根本的预防措施，已有诸多专家从事有关精神疾病的遗传、生理、生化、心理和社会等方面的研究，他们对某些病因明确或基本明确的精神疾病，已开展了病因预防。其次，加强精神疾病流行病学的调查与研究，探索疾病的发生、发展规律和预防途径。加强心理卫生知识的教育，可以提高人群精神健康水平，减少精神疾病的发生。对患者开展心理治疗，宣传精神疾病知识，有助于患者纠正或改善自身的个性缺陷，提高患者心理应变能力，有利于患者康复和防止疾病复发。再者，扩大精神疾病防治工作的专业队伍，提高精神医学专科人员的专业知识水平。非专业医务人员也应具备必要的精神卫生方面的知识，加强宣传，消除对精神疾病及患者的偏见，有利于早期发现，早期诊断和治疗。而且，广泛建立精神疾病的防治机构，发展社区精神卫生服务，也有利于精神疾病的康复，能有效防止复发。

综上所述，精神疾病是在各种生物、心理以及社会环境等因素影响下，大脑功能失调，导致认知、情感、意志和行为等精神活动出现不同程度障碍为临床表现的疾病。大脑功能失调属于"身"的一部分。从涵盖的疾病范畴上，可以看出精神疾病的范畴较之中医心身医学所研究疾病的范畴更为局限，也就是说，中医心身医学所研究疾病的范畴比精神疾病的范畴更为广泛。

第四节　中医情志学概述

中医情志学是研究情志在生命活动和疾病过程中的作用及其规律的一门学科。七情之太过，主要指两种情况：一种是情绪波动太大，过于激烈，如狂喜、盛怒、骤惊、大恐等突发性激烈情绪，往往很快致病伤人；另一种情况是七情持续时间太长、过久，也会伤人致病，如久悲、过于思虑、时常处于不良的心境等，皆可积而成病。中医情志医学的主要研究对象是以情志为病因所引发的疾病。情志属于中医心身医学中"心"的涵盖范畴，除情志之外，"心"还包括人的思想、意识、神识，以及人对自然的感知等活动。

一、学科范畴

情志，是机体对外界环境刺激的不同情绪反应。其中有代表性的七种正常情志活动，即喜、怒、忧、思、悲、惊、恐，被称为"七情"。任何事物的变化，都有两重性，既能有利于人，也能有害于人。同样，人的情绪、情感的变化，亦有利有弊，如《养性延命录》所说"喜怒无常，过之为害"，《三因极一病证方论》则将喜、怒、忧、思、悲、恐、惊正式列为致病内因。

在正常情况下，人的七情活动对机体生理功能起着协调作用，情志活动属于人类正常的生理现象，是对外界和体内刺激的保护性反应，有益于身心健康，不会导致疾病。

人的情志活动是人在接触和认识客观事物时，人体本能的综合反映，早在春秋战国乃至更早以前，诸子百家就对其有较精辟的论述。《管子·内业》篇是最早论述心理卫生的专篇，将善心、定心、全心、大心等作为最理想的心理状态，以这些作为内心修养的标准。具体地可以概括为三点：一是正静，即形体要正，心神要静，如能这样，就有益于身心；二是平正，也就是和平中正的意思，平正的对立面，就是喜、怒、忧、患；三是守一，就是说要专心致志，不受万事万物干扰则能心身安乐。

《黄帝内经》无论是对中医心身疾病的社会心理致病因素，发病机制的认识，还是对心身疾病的诊断和防治，都有许多精辟的论述，并已形成相对完整的理论体系。随后，汉代《伤寒杂病论》序中畅言养生的重要性，痛斥时医、时人无视养生，只知"竞逐荣势，企踵权豪""维名利是务"，实在是"崇饰其末，忽弃其本"，劝导世人要重生命，固根本。唐代名医孙思邈在其所著《备急千金要方》中，专有"养性"之论，不仅整理了唐以前有关调神养心方面的论述，还提出了自己独特的见解，如"道林养生"中的十二少、十二多，皆是对情志保健理论的进一步发展。宋代陈无择《三因极一病证方论》认为七情的刺激是三大类致病因素中的一大类，突出地强调了心理因素在疾病发生和发展中所起的重要作用。金元四大家之一的张子和在其所著《儒门事亲》中，极为重视心理治疗，对于《黄帝内经》的"以情胜情"疗法，进行了深刻的研究，还创造了"习以平之"等意疗方法。明清时期，心理保健学说有了新的开拓和特点，《摄生集览》中提出"养神为首"，即虽然保养之法可数以万计，但养神是第一位的。在睡眠与精神的关系方面认为，指出不寐与情志有关，倡导"入寐之法，首在清心"。在《遵生八笺》中还提倡鉴赏书画、文房四宝、各种花卉及游览、登高等活动，以陶冶精神，实为当今旅游、登山以健心身观点的理论之源。

近年来，当代社会由精神因素引起的心身疾患已成为社会普遍存在的多发病和流行病。疾病谱系的改变可充分说明精神致病的广泛性，精神因素所致的心脑血管疾病和恶性肿瘤已经对人民的健康和生命构成主要威胁。由此可见，情志保健已成为人们养生中的关键。

二、致病机理

情志致病的机理主要是影响人体内环境的稳定，如气机运行障碍、脏腑功能失常，以及损伤机体阴阳、精血等。

其一，七情太过损伤脏腑。《灵枢·百病始生》指出，"喜怒不节则伤脏"，说明情志不加节制会损伤脏腑功能。如思虑过度可影响脾的消化吸收功能，同样悲忧太过亦能影响于脾，导致食欲不振、脘腹胀满。但《灵枢·口问》又提出："悲哀愁忧则心动，心动则五脏六腑皆摇。"说明一切不良情绪都能影响于心，而由于"心为五脏六腑之大主"，心受伤，人体的整个功能皆会受损。

其二，七情太过影响气机。气机是气运动的根本形式，人体脏腑、经络、气血、津液的功能活动及相互联系，均有赖于气机的升降出入。而情志致病，首先是扰乱气机，正如《黄帝内经》里所说："余知百病生于气也。怒则气上，喜则气缓，悲则气消，恐则气下，惊则气乱，思则气结。"这里的上、下，说明气机升降失常；这里的结，说明气机郁滞，运行不畅；此外，消、缓、乱，亦是气的运行障碍。七情太过影响人体气机，"百病生于气"，即许许多多疾病的发生皆与由七情刺激，引起的气机失常有关。

其三，七情太过损伤精血。《素问·举痛论》中提到"怒则气逆，甚则呕血及飧泄"，说明暴怒，可致血随气逆，发生呕血。《灵枢·本神》又说到"恐惧而不解则伤精……精时自下"，这里的精时自下，即恐惧太过，五脏所藏之阴精失去统摄，耗散不止。《医学入门》也指出"暴喜动心不能主血"，意思是过喜则使气血涣散，血行不畅。此外，过分思虑，既可耗伤心血，又能影响食欲，造成气血生化不足，皆可使精血亏损。

其四，七情太过导致人体阴阳失调。《素问·阴阳应象大论》中提到"暴喜伤阳，暴怒伤阴"，说明情志过激，可损阴伤阳。《灵枢·口问》又说到"大惊卒恐，则气血分离，阴阳破散"，阴阳破散，即阴阳失调。而中医认为阴阳协调是维持人体生命活动的基本条件。《素问·生气通天论》亦言："阴平阳秘，精神乃治，阴阳离决，精气乃绝。"说明七情致病必须加以重视。

其五，情志内伤先伤神，后伤形。《彭祖摄生养性论》曰："积怵不已，则魂神伤矣；愤怒不已，则魄神散矣，喜怒过多，神不归定；憎爱无定，神不守形；汲取而欲，神则烦；切切所思，神则败。"说明七情太过，能使人精神异常。《素问·阴阳应象大论》又曰："暴怒伤阴，暴喜伤阳；厥气上行，满脉去形。"这里的满脉去形，即情志先伤阴阳，后伤形体的结果。从上可知，七情致病，有别于外感六淫，六淫伤人多伤形体，而情志致病，多先伤人神气，再伤形体。

中医情志学所含病因，主要所指是人的七情。七情致病，是人患疾病的原因之一，不是病因的全部。关于这一点，在《黄帝内经》中早有记载和说明。综前所述，中医情志学着重于"心"的范畴，主要研究的是人的七情活动，并不完全等同于"心"的全部意义。

综上所述，中医心身医学从认识之初，就将人的心身视作一体，即将人视作一个"心身一体"的有机体，从而在人的机体变化发展的各个阶段之中探究心身之间的相互关系、相互影响以及相互变化。首先，中医心身医学之"心"，不单单指的是心理因素，而包括心念、思想、意识、精神、心理以及与自然之间的沟通联系等丰富的内涵。其次，中医心身医学从对人体的认识，以及对疾病形成、发展、病理变化再到诊断、治疗、康复的各个阶段之中，从未将心理因素作为一个独立因素进行考虑，而始终以"心身一体"的认知进行判断，并以此作为前提进行临床应用的。

参考文献

[1] 国学整理社.诸子集成[M].北京:中华书局,1954.

[2] 程树德.新编诸子集成[M].北京:中华书局,1990.

[3] 老子.道德经[M].北京:中华书局,1985.

[4] 尹喜.关尹子[M].北京:中华书局,1985.

[5] 王符.潜夫论[M].上海:上海古籍出版社,1978.

[6] 庄周.庄子[M].北京:中华书局,2008.

[7] 孔丘.论语[M].北京:中华书局,1980.

[8] 孟轲.孟子[M].北京:中华书局,1999.

[9] 增资,子思.中庸[J].北京:中华书局, 2016.

[10] 荀子,孙安邦,等.荀子[M].太原:山西古籍出版社,2003.

[11] 邓析.邓析子.影印本[M].北京:中华书局,1991.

[12] 尸佼.尸子.影印本[M].北京:中华书局,1991.

[13] 佚名.黄帝内经素问[M].北京:人民卫生出版社,1963.

[14] 王洪图.黄帝内经灵枢白话解[M].北京:人民卫生出版社,2005.

[15] 司马迁.史记全本新注[M].武汉:华中科技大学出版社,2020.

[16] 董仲舒.春秋繁露[M].上海:上海古籍出版社,1989.

[17] 刘安,等.淮南子[M].长沙:岳麓书社,2015:203.

[18] 河上公.老子道德经河上公章句[M].王卡,点校.北京:中华书局,1993.

[19] 班固.汉书[M].北京:中华书局,2007.

[20] 班固.白虎通[M].北京:中华书局,1985.

[21] 华佗.中藏经[M].农汉才,点校.北京:学苑出版社,2007.

[22] 陈寿.三国志[M].北京:中华书局,1959.

[23] 嵇康.嵇康集[M].鲁迅,辑校.北京:朝华出版社,2018.

[24] 曹操.曹操集[M].北京:中华书局,2020.

[25] 王弼,韩康伯,孔颖达.周易正义[M].北京:九州出版社,2010.

[26] 干宝.搜神记[M].成都:四川美术出版社,2018:2.

[27] 程本.子华子[M].北京:商务印书馆,1936.

[28] 葛洪.抱朴子内篇[M].上海:上海古籍出版社,1990.

[29] 张堪,卢重玄,殷敬,陈景元.列子[M].陈明,点校.上海:上海古籍出版社,
     1990.

[30] 陶弘景.养性延命录[M].赤峰:内蒙古科学技术出版社,2002.

[31] 范晔.后汉书[M].北京:中华书局,2007.

[32] 巢元方.诸病源候论[M].北京:人民卫生出版社,1955.

[33] 王冰,薛福臣.重广补注黄帝内经素问[M].孙国忠,点校.北京:学苑出版社,
     2008.

[34] 孙思邈.备急千金要方[M].北京:人民卫生出版社,1955.

[35] 孙思邈.千金翼方[M].北京:人民卫生出版社,1955.

[36] 孙思邈.千金翼方校释[M].北京:人民卫生出版社,1998.

[37] 李景荣.备急千金要方校释[M].北京:人民卫生出版社,1997.

[38] 钟离权.灵宝毕法[M].太原:山西出版社,1990.

[39] 李延寿.南史[M].周国林,等,点校.长沙:岳麓书社,1998.

[40] 张君房.云笈七笺[M].李永晟,点校.北京:中华书局,2330.

[41] 张载.横渠易说[M].北京:中华书局,2021.

[42] 蒲虔贯.保生要录[M].上海:上海古籍出版社,1991.

[43] 陈自明.《妇人良方》校注补遗[M].上海:上海科学技术出版社,1991.

[44] 杨士瀛.仁斋直指方[M].上海:第二军医大学出版社,2006.

[45] 朱熹.四书章句集注[M].济南:齐鲁书社,1992.

[46] 陈直.中医必读百部名著·寿亲养老新书[M].北京:华夏出版社,2008.

[47] 陈言.三因极一病证方论[M].北京:人民卫生出版社,2007:28.

[48] 张子和.儒门事亲[M].北京:人民卫生出版社,2005.

[49] 李杲.脾胃论[M].北京:人民卫生出版社,2005.

[50] 滑寿.十四经发挥[M].北京:中国医药科技出版社,2019:4.

[51] 忽思慧.饮膳正要[M].北京:中国中医药出版社,2009:1.

[52] 朱震亨.格致余论[M].北京:人民卫生出版社,1956.

[53] 王珪.泰定养生主论[M].北京:中国医药科技出版社,2019.

[54] 李鹏飞.三元参赞延寿书[M].上海:上海古籍出版社,1990.

[55] 朱震亨.金匮钩玄[M].北京:人民卫生出版社,1980.

[56] 罗天益.卫生宝鉴[M].北京:中国中医药出版社,2007.

[57] 朱震亨.丹溪心法[M].太原:山西科学技术出版社,2013.

[58] 朱震亨.格致余论[M].北京:中国医药科学技术出版社,2020.

[59] 殷之屏.医方便览[M].北京:中国中医药出版社,2015.

[60] 徐春甫.古今医统大全[M].北京:人民卫生出版社,2008.

[61] 龚延贤.寿世保元[M].北京:人民卫生出版社,1993.

[62] 高濂.遵生八笺[M].北京:人民卫生出版社,1984.

[63] 张继禹,蒋力生,王成亚.医道寿养精编[J].北京:华夏出版社,2009.

[64] 王九思.难经集注[M].北京:人民卫生出版社,1984.

[65] 张介宾.类经[M].北京:人民卫生出版社,1965.

[66] 张介宾.类经图翼•类经附翼评注[M].西安:陕西科学技术出版社,1996:91.

[67] 杨继洲.针灸大成[M].北京:中国中医药出版社,1994.

[68] 张介宾.景岳全书[M].北京:中国中医药出版社,1994.

[69] 张介宾.类经图翼[M].北京:人民卫生出版社,1965.

[70] 李梴.医学入门[M].北京:中国中医药出版社,1995.

[71] 赵献可.医贯[M].陈永萍,校注.北京:学苑出版社,1996.

[72] 李中梓.医宗必读[M].王卫,等,点校.天津:天津科学技术出版社,1999.

[73] 吴有性.温疫论[M].张成博,等,点校.天津:天津科学技术出版社,2004.

[74] 虞抟.医学正传[M].郭瑞华,等,点校.北京:中医古籍出版社,2002.

[75] 李时珍.本草纲目[M].北京:人民卫生出版社,1995.

[76] 孙一奎.医旨绪余[M].南京:江苏科学技术出版社,1983.

[77] 罗贯中.三国演义[M].合肥:黄山书社,1998.

[78] 曹庭栋.中医必读百部名著•老老恒言[M].北京:华夏出版社,2008.

[79] 尤乘.中医必读百部名著•寿世青编[M].北京:华夏出版社,2008.

[80] 唐容川.唐容川医学全书[M].太原:山西科学技术出版社,2016.

[81] 孙星衍,孙冯翼.神农本草经[M].北京:人民卫生出版社,1982.

[82] 郭庆藩.新编诸子集成•庄子集释[M].王孝鱼,点校.北京:中华书局,1961.

[83] 张志聪.黄帝内经素问集注[M].北京:中医药科技出版社,2014.

[84] 罗美原.古今名医方论[M].田代华,等,点校.天津:天津科学技术出版社,2000.

[85] 魏之琇.续名医类案[M].黄汉儒,等,点校.北京:人民卫生出版社,1997.

[86] 冯兆张.冯氏锦囊秘录[M].田思胜,等,校注.北京:中国中医药出版社,1996.

[87] 顾靖远.顾松园医镜[M].袁久林,校注.北京:中国医药科技出版社,2014.

[88] 王子接.绛雪园古方选注[M].赵小青,点校.北京:中国中医药出版社,1993.

[89] 吴瑭.温病条辨[M].北京:科学技术文献出版社,2010.

[90] 徐文弼.寿世传真[M].吴林鹏,点校.北京:中医古籍出版社,1986.

[91] 唐容川.血证论[M].金香兰,校注.北京:中国中医药出版社,1996.

[92] 林珮琴.类证治裁[M].太原:山西科学技术出版社,2010.

[93] 喻昌.寓意草[M].北京:中国医药科技出版社,2019.

[94] 唐宗海.中西汇通医经精义[M].上海:上海古籍出版社,1996.

[95] 陈修园.医学实在易[M].林乾树,校注.北京:中国中医药出版社,2016.

[96] 石寿棠.医原[M].王校华,点注.南京:江苏科学技术出版社,1983.

[97] 喻昌.医门法律[M].张晓梅,等,校注.北京:中国中医药出版社,2002.

[98] 叶天士.临证指南医案[M].北京:华夏出版社,1995.

[99] 吴澄.不居集[M].达美君,等,校注.北京:中国中医药出版社,2002.

[100] 汪绮石.理虚元鉴[M].北京:人民卫生出版社,1988.

[101] 陈修园.医学三字经[M].北京:中国医药科技出版社,2018.

[102] 黄元御.四圣心源[M].孙洽熙,校注.北京:中国中医药出版社,2009.

[103] 陈士铎.古今名医汇粹[M].北京:中医古籍出版社,2018.

[104] 姜天叙.风劳臌膈四大证治[M].南京:江苏人民出版社,1957.

[105] 唐容川.伤寒论浅注补正[M].太原:山西科学技术出版社,2013.

[106] 高士栻.医学真传[M].宋咏梅,李圣兰,点校.天津:天津科学技术出版社,
2000.

[107] 周学海.读医随笔[M].北京:人民军医出版社,2010.

[108] 何梦瑶.医碥[M].邓铁涛,刘纪莎,点校.北京:人民卫生出版社,1994:46.

[109] 张璐.张氏医通[M].太原:山西科学技术出版社,2010:99.

[110] 陈复正.幼幼集成[M].北京:人民卫生出版社,2006.

[111] 罗国纲.罗氏会约医镜[M].王树鹏,姜钧文,朱辉,等,校注.北京:中国中医
药出版社,2015.

[112] 吴谦.医宗金鉴[M].张年顺,校.北京:中国医药科技出版社,2011.

[113] 扫叶山房.百子全书[M].浙江:浙江人民出版社,2013.

[114] 爱新觉罗·玄烨(康熙).御纂性理精义[M].北京:学苑出版社,1993.

[115] 俞震.古今医案按[M].袁久林,校注.北京:中国医药科技出版社,2014.

[116] 陈立.白虎通疏证[M].北京:中华书局,1997.

[117] 史学军,等.中药别名辞典[M].北京:中国科学技术出版社,1994:780.

[118] 冯友兰.新原人[M].北京:北京三联出版社,2007.

[119] 冯友兰.中国哲学简史[M].北京:北京大学出版社,2003.

[120] 杨伯峻.春秋左传注[M].北京:中华书局,1990.

[121] 北京大学《儒藏》编纂中心.临川吴文正公集[M].北京:北京大学出版社,2018.

[122] 胡平生,张萌注.礼记[M].北京:中华书局,2017.

[123] 陈鼓应.管子四篇诠释[M].北京:商务印书馆,2006.

[124] 王弼.新编诸子集成·老子道德经注校释[M].楼宇烈,校释.北京:中华书局,2008.

[125] 王明.新编诸子集成·抱朴子内篇校释[M].北京:中华书局,1985.

[126] 王明.太平经合校[M].北京:中华书局,1960.

[127] 何任.金匮要略校注[M].北京:人民卫生出版社,1990.

[128] 刘文英.中国哲学史·上[M].天津:南开大学出版社,2012.

[129] 管仲.管子[M].李元燕,李文娟译注.广州:广州出版社,2001.

[130] 张晟星,戚淦.经穴释义汇解[M].上海:上海翻译出版公司,1984.

[131] 华佗.华佗神方[M].刘俊红,李连章,点校.北京:人民军医出版社,2011.

[132] 张锡纯.医学衷中参西录[M].王云凯,等,点校.石家庄:河北科学技术出版社,2002.

[133] 王洪图.内经[M].北京:人民卫生出版社,2011.

[134] 林剑鸣,吴永琪.秦汉文化史大辞典[M].上海:汉语大词典出版社,2002.

[135] 宋梧桐,李德杏.先秦至东汉时期中医情志医学理论溯源[J].中医学报,2019.

[136] 尹冬青.论中国传统文化影响下的中医思维模式[J].医学与社会,2008.

[137] 赵鸿君,刘庆宇.略论秦汉子书中的养生与治疗思想[J].中医药文化,2008.

[138] 王春芳,刘光伟,徐立然."春夏养阳,秋冬养阴"与四时养生及用药探讨[J].中医研究,2011.

[139] 孙瑶瑶,李敬林.从《临证指南医案》论叶天士的情志学思想[J].江苏中医药,2018.

[140] 朱萌萌.朱熹"心统性情"论探微[J].重庆科技学院学报(社会科学版),2013.